うつ病治療の最新リハビリテーション

徳永雄一郎・早坂友成・稲富宏之 編

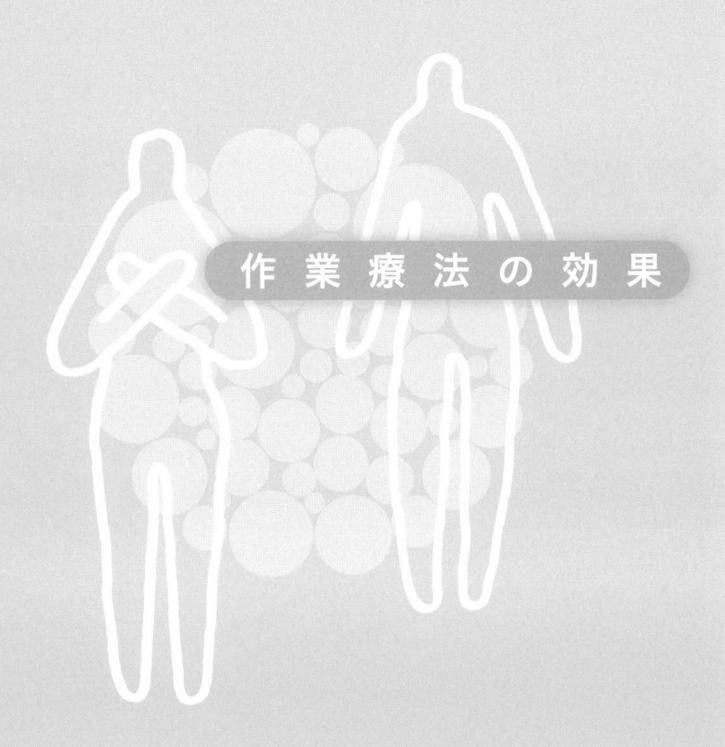

作業療法の効果

昭和堂

はじめに

　うつ病が社会問題として取り上げられるようになって，かなりの時間が経過しました。勤労者のメンタルヘルスをはじめ，10年以上も続く年間3万人を超える自殺者についても，その背景にうつ病が大きく関わっています。国や専門機関は自殺予防対策の一環として，うつ病予防の啓発活動を拡大させている現状です。

　このような社会背景から，うつ病治療の専門領域である精神医療の底辺が拡大し，多くの外来患者さんが精神科の門をたたくようになりました。従来までの精神科に対する偏見や，敷居の高いイメージが変化しつつあります。これは一精神科医として非常に喜ばしいことでありますし，うつ病を取り巻く社会問題の解決に向けた流れとして加速してほしいと思います。

　私は約20年前から，うつ病治療のための専門施設をつくり，治療を実践してきました。働き盛りの勤労者が中心に入院する，開放的で四季の移り変わりや，自然を肌に感じることのできる病棟です。治療内容については，薬物療法だけではなく，個人や集団での精神療法，入院患者さんの家族向けに家族療法も行っています。試行錯誤の連続で，幾度となく治療方針の転換と工夫を行い，治療スタッフも経験を積み重ねてきました。

　このうつ病治療の中で，私は作業療法が大きな位置付けがなされていることを再確認させられました。精神科の作業療法は統合失調症を中心に発展してきた経過があります。しかし，うつ病の患者さんが回復していく過程をみていると，作業療法の重要性が統合失調症と同様に，あるいはそれ以上である事実を実感しました。

　最近はうつ病の時代的変化として，従来のメランコリータイプのうつ病が減る一方で，現代型や自己愛型といわれるような新しいタイプのうつ病の増加がよく指摘されています。従来のうつ病治療であれば，薬物療法以外では言語を介しての精神療法や認知療法が有効でした。しかし，傷つくことの恐

れが強い自己愛傾向の強いうつ病では，1対1での言葉のやり取りでは，問題解決に結びつきにくいことがわかってきました．その場合は解決の手段として，集団での作業を通して，自己と他者を比較することで初めて，自分の問題点に向き合う変化をきたす患者さんが増えてきている事実です．「治療者」，「患者」の個人療法的な関係から広がって，集団の中における体験が，患者さんの内省を促進させるという効果につながっているのです．

　このような経過からも，時代が複雑になればなるほど，うつ病の病態が変化すればするほど，治療の中での作業療法が，これまで以上に重要な位置を占めることが予測されます．

　その意味でも，うつ病と作業療法に関する出版物が少ない現状から，今回私の勤める不知火病院のこれまでのうつ病治療の取り組みを中心に，作業療法士がどのように関わり，うつ病治療の中で作業療法がどのような役割を果たしてきたかについてまとめてみました．執筆にあたっては，作業療法に携わる2人の専門家に加え，不知火病院の作業療法スタッフにも協力してもらいました．

　この本が多くの作業療法士の方のうつ病治療における参考としてお役に立てれば幸いです．

　　平成22年5月

　　　　　　　　　　　　　　　　不知火病院　院長　德永雄一郎

目次

はじめに ……………………………………………………………………………… i

第I章 ❖ うつ病の症状と障害の理解 ……………………………………… 001

1. うつ病の症状 ………………………………………………………… 002
1) 抑うつ感情 ……………………………………………………… 002
2) 思考障害 ………………………………………………………… 003
3) 意欲・行為障害 ………………………………………………… 004
4) 身体性症状 ……………………………………………………… 005

2. うつ病の分類 ………………………………………………………… 007
1) 臨床におけるうつ病の分類 …………………………………… 007
2) 国際疾病分類(ICD-10)におけるうつ病の分類 …………… 008
3) DSM-Ⅳにおけるうつ病の分類 ……………………………… 012

3. 近年における「うつ病」の多様化 ………………………………… 017
1) 過労性のうつ病(メランコリー親和型) …………………… 017
2) 初老期のうつ病 ………………………………………………… 019
3) 認知症性のうつ病 ……………………………………………… 020
4) シゾイドうつ病 ………………………………………………… 020
5) 発達障害が疑われるうつ病 …………………………………… 021
6) 現代型うつ病(自己愛傾向) ………………………………… 022
7) 適応障害 ………………………………………………………… 024

4. ライフイベントごとのうつ症状 ………………………………… 026
1) 進学と退学 ……………………………………………………… 026
2) 結婚 ……………………………………………………………… 027
3) 昇進 ……………………………………………………………… 028
4) 転職 ……………………………………………………………… 031
5) 定年 ……………………………………………………………… 032
6) 妊娠と育児 ……………………………………………………… 034

7）子どもの成長と妻（母）の心理的変化 ……………………… 035
　　8）夫婦関係 …………………………………………………… 037

第Ⅱ章 ❖ うつ病治療と作業療法の現状と問題点 …………… 039

　1．「うつ病に対する作業療法」が求められる
　　社会的な背景 …………………………………………………… 040
　2．作業療法の対象疾患としてのうつ病 ………………………… 043
　3．「うつ病」と「作業療法」を
　　キーワードとする報告を振り返って ………………………… 044
　4．これまでの「うつ病に対する作業療法」の
　　治療構造とプログラム ………………………………………… 051
　　1）対象者の属性 ……………………………………………… 051
　　2）治療プログラムと治療期間について …………………… 052
　　3）作業種目と治療効果について …………………………… 052
　5．これからの「うつ病に対する作業療法」のあり方 ………… 054
　　1）職場のメンタルヘルスに関連する作業療法 …………… 054
　　2）新しいタイプのうつ病に対する作業療法 ……………… 057
　6．まとめ ………………………………………………………… 061

第Ⅲ章 ❖ うつ病治療におけるチーム医療の考え方 ………… 063

　1．チーム医療からみた作業療法 ………………………………… 064
　　1）チーム医療とは何か ……………………………………… 064
　　2）精神科における作業療法士の役割 ……………………… 069
　2．クリニカルパスを通してのチーム医療 ……………………… 074
　　1）クリニカルパスにおける作業療法 ……………………… 074
　　2）クリニカルパスの困難例 ………………………………… 077
　　3）パーソナルパスという考え方 …………………………… 078
　3．うつ病治療におけるチームの役割 …………………………… 083
　　1）チームの役割―その1 …………………………………… 083
　　2）チームの役割―その2 …………………………………… 084

第Ⅳ章 ✣ うつ病治療の経過からみた作業療法のあり方 ……093

1. メランコリー親和型うつ病を主対象とした「これまでの作業療法」……094
   1) 評価（観察，面接，検査，測定，試験）のポイント……094
   2) 治療訓練のポイント……095

2. 非メランコリー親和型うつ病の特徴をふまえた「これからの作業療法」……097
   1) 作業種目を選ぶ際に気をつけること……097
   2) 馴染みの作業種目を敢えて選択する利点……097
   3) さまざまな作業活動（療法）を通した訓練と治療……098
   4) 導入期の作業療法……105
   5) 回復期の作業療法……111
   6) 集結期の作業療法……112
   7) 作業療法における評価と治療のポイント……113
   8) 不知火病院における作業療法……115
   9) 不知火病院におけるうつ病治療の特徴……124
   10) うつ病患者と復職支援……125

第Ⅴ章 ✣ 職業別にみる作業療法 ……139

1. 職業別の業務特徴と作業療法……140
   1) 学校教師……140
   2) 公務員……143
   3) 営業職……146
   4) システムエンジニア……148
   5) 主婦……151
   6) 高齢者……154
   7) 学生……156

第Ⅵ章 ❖ 自殺の理解と作業療法における注意点 ……… 161

1. うつ病と自殺 ……… 162
- 1）うつ病による自殺の3つのケース ……… 163
- 2）うつ状態と生活の変化による自殺 ……… 164
- 3）自殺のサイン ……… 165
- 4）自殺者の推移と傾向 ……… 165

2. 入院治療による自殺防止 ……… 170

3. 作業療法における自殺のサイン ……… 172
- 1）集団に参加をするが，表面的なやりとりしかできず，関係が持ちにくいまま回復していくケース（不満や不安も表出しない，表出できない）……… 172
- 2）作った作品に対して愛着を持てず，上手くいかないと投げ出したり，衝動的に破壊してしまうケース ……… 172
- 3）解決能力に問題が確認され（知能指数や生活背景にも関係），極端な決断をしがちなケース ……… 173

第Ⅶ章 ❖ うつ病治療における作業療法の課題 ……… 175

1. 根拠に基づく作業療法 ……… 176
- 1）治療対象の適応例 ……… 177
- 2）治療プログラムと治療期間 ……… 177
- 3）作業種目と治療機序 ……… 177

2. 治療中の家族支援と作業療法 ……… 179
- 1）在宅療養が及ぼす影響 ……… 179
- 2）境遇が同じ仲間の話を聴く ……… 180

3. 作業療法士の専門性と特殊性 ……… 181

4. これからの「うつ病の作業療法」教育 ……… 183

索引 ……… 185
編者・執筆者紹介 ……… 192

イラスト：渡邊令子

第Ⅰ章 ❖ うつ病の症状と障害の理解

　うつ病患者に対する作業療法の説明および解説をする前に，うつ病の症状と障害の理解を深め，これまでの定義および概念を確認する必要がある。その理由は，現代におけるうつ病があまりにも多様化しているからである。

　うつ病は古くから気分障害の1つとして位置づけられ，気分の落ち込みを主症状とした病とされてきた。しかし，現代のうつ病をみてみると「気分（感情）の落ち込み」という症状だけに収まらず，その症状や障害像は多様化している。

　この章では，古くから定義されているうつ病および新たに報告されつつある現代のうつ病の分類や症状および障害についてまとめ，説明する。

1. うつ病の症状

　気分障害では，一次的に気分・感情，とくに生命感情の障害と欲動の障害があり，思考障害は感情・欲動障害から二次的に起こるものと考えられている。気分障害の症状は，躁状態とうつ状態の症状に大きく分類されるが，その症状は対照的である（表Ⅰ-1）。

　この節では，主にうつ病の症状である，抑うつ感情，思考障害，意欲・行為障害，身体性症状に分けて解説する。

1）抑うつ感情

　うつ病における基本的障害は，気分（感情）の障害（抑うつ気分）である。うつ状態になると，明確な原因なしに気分が憂うつ状態になり，周囲の物や出来事が生き生きと感じられない，喜怒哀楽の感情が薄れる，などの離人の状態になる。気分（感情）障害が重度になると何事にも感情が動かなくなり，無感動の状態になる。その一方，悲哀感（寂しい，悲しい，涙が流れる）や寂寥感を強く訴える場合もある。また何事にも興味がなくなり，何をしても面白くなく，喜びを感じられない状態になる。うつ状態には，不安感や焦燥感が強いものもあり，落ち着きなく部屋のなかを俳徊したり，ときには激しい苦悶状態を呈することもある。不安，焦燥，苦悶などの気分（感情）障害は初老期，老年期のうつ状態に多くみられる。抑うつ感情があまり目立たず，外見的にはニコニコしていてよく話すが，細かく聞いていくと抑うつ感や意欲低下が存在する場合もあるので注意を要する。

うつ病，とくに身体症状を伴うもの，あるいはメランコリー親和型と呼ばれるものの特徴は，身体感情ないし生命感情の障害が存在することである。すなわち生き生きとした健康感が感じられず，全身倦怠感等が強い。生命感情の障害はあとで述べる欲動，行為の障害と密接に関連している。そして，自我感情も低下し，自己を過小評価し，何事にも強い劣等感を抱き，悲観的，自責的，絶望的になる。うつ病患者は多くの場合，力のない低い声で話し，感情は動きが少なく弛緩し，いかにも元気がない表情態度が特徴的である。

表Ⅰ-1　躁状態、うつ状態の精神・身体症状の比較

	感情			意欲・行為		思考		身体機能
	気分	身体感情	自我感情	個人面	社会面	形式面	内容面	
躁状態	爽快 好機嫌 易刺激 よろこび	好調 健康観 疲れず	高揚 自己評価過大 自信過剰 楽観的	亢進 多弁・多動 行為心迫 精神運動興奮	やりすぎ 脱線 濫費(乱費) 外出・訪問 暴力	観念奔逸	誇大的	不眠(早朝覚醒) 食欲亢進 性欲亢進
うつ状態	憂うつ 悲哀・淋しい 不安・焦燥 苦悶 無感情 興味、喜びの喪失	不調 活力減退 疲れやすい 不健康感	低下 自己評価過小 自責 劣等感 悲観的 絶望	制止 寡言・寡動 昏迷 焦燥、徘徊	閉居 厭世 自殺	制止	微小的： 罪責妄想 貧困妄想 心気妄想 虚無妄想	不眠(浅眠。早朝覚醒)、朝方抑うつ、食欲低下、やせ、便秘、性欲低下、日内変動、頭重、頭痛、肩こり、しびれ、発汗、口渇、倦怠

(大熊輝雄 著, 現代臨床精神医学(改訂第10版), 2005. 一部改変)

2)思考障害

　うつ病における思考障害は「思考制止」と「微小念慮（妄想）」に分けることができる。

　思考制止は，考えようとしても観念，着想が頭に浮かばない，自信喪失，判断力や決断力の低下を示し，思考のテンポが遅く，考えが進まない。質問に対しては答えようとする努力は見受けられるが，返答が遅く，生気のない

低い声で話し，話し方も遅く，考えの内容も貧困である。強迫症状が出現することもある。

微小念慮（妄想）は，自己評価が低くなり，物事を悪いほうにばかり解釈して取り越し苦労をする。何事についても悲観的で，将来に希望がなく，生きていても意味がないという虚無的な思考内容になる。微小念慮（妄想）のうち罪業妄想，貧困妄想，心気妄想はうつ病の妄想の三大主題と呼ばれる。「罪業妄想」をもつ患者は，過去の小さな過ちを悔やんだり，仕事の失敗をすべて自分のせいであるとして自分を責めたりし，このような念慮が強まって，周囲の人が説得しても訂正不能な「妄想」の域に達すると，自分が生きていると周囲の人に迷惑をかけるといって自殺をはかったりする。「貧困妄想」は実際には経済的に心配はないのに，家業に失敗して土地，財産を手放さねばならなくなる，家族が路頭に迷うなどと信じ込んでしまうものである。「心気妄想」は，自分の身体的健康に対する過小評価で，自分が回復不能の重病にかかっている，もう助からないなどとくり返し，種々の身体症状を訴える。しかしあとに述べるように，うつ病には種々の身体症状が現れるので，身体的訴えをすぐに心気的なものと考えることはできない。また，うつ病相の期間に強迫症状が出現することもある。

現代においては，かなり多くの勤労者がうつ状態になり，仕事中の思考障害が業務を阻害している決定的な要因になっている。詳しくは，第Ⅴ章で解説する。

3) 意欲・行為障害

意欲・行為面の障害は精神運動制止としてまとめられる。うつ状態の患者は，意志制止のために，物事をしなければならないとわかっているのに，「おっくう」，「面倒」でどうしてもできないと訴える。意欲面の制止が軽いときには，自分に鞭打って努力すれば何とか日常的な仕事はできるが，新しいことを計画し実行することは極めて困難である。制止が強くなると，いくら努力

しても仕事が手につかなくなる。

　抑うつ気分や精神運動制止は，朝のうちに強く，午後から夕方，夜にかけて軽くなる傾向があり，この現象は日内変動と呼ばれる。躁状態のときに早朝に覚醒して活動しはじめるのとは反対に，うつ状態になると朝目が覚めても気分が悪く寝床から離れることができない（朝方抑うつ）。午後から夕方になると幾分か元気になり，軽症の場合にはかなりの活動ができる。制止が強いと，食事もせず洗面，入浴など身だしなみもできず，人に会うのもおっくうで，知人が訪ねてくると別室や押入れに隠れたりする。制止が極度に強くなると，患者はぼんやりとして自発的な動きがなく，話しかけても応答がない，うつ病性昏迷の状態になる。うつ病患者のうち不安・焦燥が強いものでは，イライラしてじっとしていられず，絶えず立ったり座ったり室内を徘徊したりすることがある。

　社会的な面では，うつ病患者は制止のために閉居，臥床することが多いので，躁病のように社会的問題を起こすことは少ないが，注意を要するのは自殺である。精神疾患および障害による自殺は，うつ病患者と統合失調症患者に多く，うつ病患者の自殺企図は，うつ状態が最重症の時期よりも，回復期に多い。最重症の時期には患者は自殺をする決断力や実行力すらなくなってしまうからである。回復期に自殺が多いことは一般的に指摘されてきたことであったが，近年はうつ病治療を専門としたストレスケア病棟での治療によって回復期にも自殺が少ない結果が証明されている。詳しくは，後の第Ⅵ章で説明する。

4) 身体性症状

　うつ病は，精神症状を訴える傾向が強いと思われがちであるが，約7割前後の患者は精神症状よりも身体症状を訴えるケースが多い。臨床におけるうつ病を認識するためには，身体症状を目安にする必要性もある。その主な症状は，自律神経機能障害，内分泌機能障害などが出現する。具体的には，睡

眠障害，食欲不振，頭痛，動悸，息苦しさ，下痢，全身倦怠感などが挙げられる。睡眠障害はうつ病患者の90％以上に出現する。不眠が大部分であり，入眠障害，中途覚醒，早朝覚醒などが現れ，朝方に気分が悪く，離床しにくい。食欲不振によって，体重が数kgもやせることも少なくない。

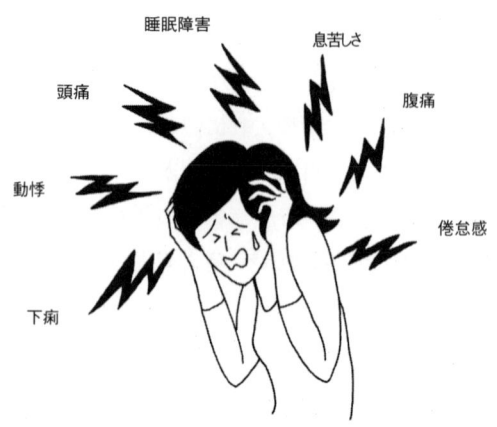

図Ⅰ-1 うつ病患者の約7割は精神症状よりも身体症状(睡眠障害，食欲不振，頭痛，動悸，息苦しさ，下痢，全身倦怠感など)を訴えるケースが多い。発症の目安となる。

このように，うつ病のなかには精神症状としてのうつ状態が不明瞭で，自律神経症状を中心とする身体症状がみられる症例も少なくない。このような症例は，身体症状の種類により最初は内科，産婦人科，その他の診療科を訪れることが多いが，うつ病であることを見逃して身体における病として治療を行い，うつ病の発見と早期治療が遅れる傾向にある。このような身体性症状は，従来いわゆる内因性うつ病に特有のものとされてきた。ICD-10やDSM-IVでも，内因性という用語は使用しないが，身体性症状を伴うものと伴わないもの（ICD-10），あるいはメランコリー型の特徴を伴うものと伴わぬもの（DSM-IV）を区別し，身体性症状を伴うものをうつ病の中核群とみなしている。

2. うつ病の分類

うつ病は、気分障害の1つとして分類されている。この節では、うつ病を「臨床」、「国際疾病分類（ICD-10）」、「精神障害の診断と統計マニュアル（DSM-Ⅳ）」の3基準において分類し、説明する。

1) 臨床におけるうつ病の分類

臨床では、気分障害は表Ⅰ-2のように分類され、単極型（非双極型）として位置づけられてきた。単極型うつ病において、50歳以後に初発するものは、初老期うつ病、遅発うつ病あるいは退行期（更年期）うつ病と呼ばれ、50歳以前に初発した単極型うつ病とは区分されている。

表で示した病型の出現率は、単極型うつ病が最も多く、双極型がこれに続き、単極型躁病で始まり双極型になるものが最も少ないとされている。その他、身体性症状が目立つうつ病は身体疾患と誤診されやすく、仮面うつ病と

表Ⅰ-2 気分障害の従来の臨床的分類

1. 気分障害
   1) 双極型
   2) 単極型（非双極型）
      単極型（非双極型）うつ病
      （初老期うつ病、更年期うつ病）
2. 症候性気分障害
   （症候性躁病、症候性うつ病）
3. 器質性気分障害
4. 神経症性うつ病、反応性うつ病

(大熊輝雄 著, 現代臨床精神医学(改訂第10版), 2005. 一部改変)

呼ばれることがある。

　神経症性うつ病，反応性うつ病は，外的な精神的要因に関連して起こるうつ状態とされてきた。しかし，内因性うつ病も発病誘因や状況を契機に発病するという考え方が一般的になってきたことや反応性のものと誘因により発症した内因性のものの区別が容易ではないことから，最近は用いられなくなっている。

　「神経症性うつ病」は，神経症に属するものであるが，便宜上，躁うつ病の分類とされてきた。これは神経症性の葛藤と関係のある体験を契機に反応的に起こるうつ状態である。神経症的性格や神経症的適応障害，うつ状態出現に先行して神経症的状態があること，不安，焦燥などの神経症的症状が認められる。

　「反応性うつ病」は，内因性うつ病との区別が困難であり，情動体験を契機に症状が出現する。近年では，反応性うつ病という用語は使用されることは少なくなった（表Ⅰ-3）。

表Ⅰ-3　うつ病（うつ状態）の分類

1. 内因性うつ病
   神経症性うつ病
   症候性うつ病（器質うつ病など）

2. 精神病性うつ病
   神経症性うつ病

3. 重症うつ病
   軽症うつ病

(大熊輝雄 著, 現代臨床精神医学(改訂第10版), 2005. 一部改変)

2) 国際疾病分類（ICD-10）におけるうつ病の分類

　ICD-10では，気分障害は気分（感情）障害とされ，主として，表Ⅰ-4のように構成されている。この分類では，躁病エピソードとうつ病エピソードは各エピソードにおいて1回だけ診られた単一性のものとされている。初回

のうつ病エピソード後にうつ病相が反復するものは反復性うつ病性障害に分類することになっている。ICD-10は，統計調査などに使用されるので，ある時点での患者の状態を厳密に規定する必要がある。そのために分類が複雑になっていて，わかりにくいため，表Ⅰ-4のように簡略化されることが多い。また，ICD-10ではうつ病エピソードの症状をまとめて，定型的症状と一般的症状として示している。

表Ⅰ-4　国際疾病分類ICD-10における気分(感情)障害の分類主項目

F30-F39	気分（感情）障害	Mood (affective) disorders
F30	躁病エピソード	Manic episode
F31	双極性感情障害	Bipolar affective disorder
F32	うつ病エピソード	Depressive episode
F33	反復性うつ病性障害	Recurrent depressive disorder
F34	持続性気分(感情)障害	Persistent mood (affective) disorder

(大熊輝雄 著, 現代臨床精神医学(改訂第10版), 2005. 一部改変)

(1) 定型的症状

・抑うつ気分
・興味と喜びの喪失
・活力の減退による易疲労性の増大と活動性の減少

(2) 一般的症状

・集中力と注意力の減退
・自己評価と自信の低下
・罪悪感と自己無価値感
・将来に対する悲観的な見方
・自傷あるいは自殺の観念・行為
・睡眠障害
・食欲不振

そして，少なくとも定型的症状が2つ，一般的症状が2つ該当し，日常・社会生活がいくぶん困難なものを「軽症うつ病エピソード」。定型的症状が2つ，一般的症状が3つ該当し，社会・職業・家庭生活がかなり困難なものを「中等症うつ病エピソード」。定型的症状が3つ，一般的症状が4つ該当し，社会・職業・家庭生活がほとんど不可能なものを「重症うつ病エピソード」としている。ICD-10では，うつ病にみられる定型的な身体性症状として，(1) ふつうは楽しいと感じる活動に対して喜びや興味を失うこと，(2) 通常なら楽しむことができる状況や出来事に対して情動的な反応性を欠くこと，(3) 朝の目覚めがふだんより2時間以上早いこと，(4) 午前中に抑うつが強いこと，(5) 明らかな精神運動制止または焦燥の客観的証拠（他者による言明または報告），(6) 明らかな食欲減退と体重減少，(7) 明らかな性欲の減退を挙げ，これらの症状のうち4項目が明らかに認められた場合を身体性症状が存在するとみなしている。

　それから，ICD-10では精神病症状（幻覚・妄想など）があっても，それが気分障害のエピソード中に起こった時には統合失調症とせず，気分障害と診断することになっている。ICD-10の気分（感情）障害分類では，軽症，中等症，重症という3段階の症状段階が用いられており，躁病，うつ病とも精神病症状を伴うものは重症例とされる。また，精神病症状は気分に一致した症状と気分に一致しない症状に分けられる。うつ病については，軽症，中等症の症例にのみ身体症状の有無が問題にされ，身体性症状を伴うものと伴わないものに分類される。表Ⅰ-4, 5, 6における「F32 うつ病エピソード」と「F33 反復性うつ病性障害」は以下の内容で基準化されている。

　はじめに，「F32 うつ病エピソード」では，最初のうつ病エピソードにのみ用いられ，それ以後にうつ病エピソードがあれば反復性うつ病性障害に分類される。うつ病エピソードと診断されるためには，定型的症状（一般的症状）を示し，エピソードが少なくとも2週続く必要がある。

　次に「F33 反復性うつ病性障害」では，個々のエピソードは3〜12カ月持続し，各エピソードの中間にはほぼ完全に回復するが，老年期などに持続

表Ⅰ-5　国際疾病分類(ICD-10)における気分(感情)障害の分類

F30-F39　気分(感情)障害 Mood (affective) disorders
F30　躁病エピソード Manic episode
　F30.0　軽躁病 Hypomania
　F30.1　精神病症状を伴わない躁病 Mania without psychotic symptoms
　F30.2　精神病症状を伴う躁病 Mania with psychotic symptoms
　F30.8　他の躁病エピソード Other manic episodes
　F30.9　躁病エピソード, 特定不能のもの Manic episode, unspecified
F31　双極性感情障害 Bipolar affective disorder
　F31.0　双極性感情障害, 現在軽躁病エピソード
　　　　 Bipolar affective disorder, current episode hypomanic
　F31.1　双極性感情障害, 現在精神病症状を伴わない躁病エピソード
　　　　 Bipolar affective disorder, current episode manic without psychotic symptoms
　F31.2　双極性感情障害, 現在精神病症状を伴う躁病エピソード
　　　　 Bipolar affective disorder, current episode manic with psychotic symptoms
　F31.3　双極性感情障害, 現在軽症あるいは中等症うつ病エピソード
　　　　 Bipolar affective disorder, current episode mild or moderate depression
　　.30　身体症状を伴わないもの without somatic symptoms
　　.31　身体症状を伴うもの with somatic symptoms
　F31.4　双極性感情障害, 現在精神病症状を伴わない重症うつ病エピソード
　　　　 Bipolar affective disorder, current episode severe depression without psychotic symptoms
　F31.5　双極性感情障害, 現在精神病症状を伴う重度うつ病エピソード
　　　　 Bipolar affective disorder, current episode severe depression with psychotic symptoms
　F31.6　双極性感情障害, 現在混合性エピソード Bipolar affective disorder, current episode mixed
　F31.7　双極性感情障害, 現在寛解状態にあるもの Bipolar affective disorder, currently in remission
　F31.8　他の双極性感情障害 Other bipolar affective disorders
　F31.9　双極性感情障害, 特定不能のもの Bipolar affective disorder, unspecified
F32　うつ病エピソード Depressive episode
　F32.0　軽症うつ病エピソード Mild depressive episode
　　.00　身体症状を伴わないもの without somatic symptoms
　　.01　身体症状を伴うもの with somatic symptoms
　F32.1　中等症うつ病エピソード Moderate depressive episoda
　　.10　身体症状を伴わないもの without somatic symptoms
　　.11　身体症状を伴うもの with somatic symptoms
　F32.2　精神病症状を伴わない重度うつ病エピソード Severe depressive episode without psychotic symptoms
　F32.3　精神病症状を伴う重度うつ病エピソード Severe depressive episode with psychotic symptoms
　F32.8　他のうつ病エピソード Other depressive episodes
　F32.9　うつ病エピソード, 特定不能のもの Depressive episode, unspecified
F33　反復性うつ病性障害 Recurrent depressive disorder
　F33.0　反復性うつ病性障害, 現在軽症エピソード Recurrent depressive disorder, current episode mild
　　.00　身体症状を伴わないもの without somatic symptoms
　　.01　身体症状を伴うもの with somatic symptoms
　F33.1　反復性うつ病性障害, 現在中等症エピソード Recurrent depressive disorder, current episode moderate
　　.10　身体症状を伴わないもの without somatic symptoms
　　.11　身体症状を伴うもの with somatic symptoms
　F33.2　反復性うつ病性障害, 現在精神病症状を伴わない重症エピソード
　　　　 Recurrent depressive disorder, current episode severe without psychotic symptoms
　F33.3　反復性うつ病性障害, 現在精神病症状を伴う重度エピソード
　　　　 Recurrent depressive disorder, current episode severe with psychotic symptoms
　F33.4　反復性うつ病性障害, 現在寛解状態にあるもの Recurrent depressive disorder, currently in remission
　F33.8　他の反復性うつ病性障害 Other recurrent depressive disorders
　F33.9　反復性うつ病性障害, 特定不能のもの Recurrent depressive disorder, unspecified
F34　持続性気分(感情)障害 Persistent mood (affective) disorder
　F34.0　気分循環症 Cyclothymia
　F34.1　気分変調症 Dysthymia
　F34.8　他の持続性気分(感情)障害 Other persistent mood (affective) disorder
　F34.9　持続性気分(感情)障害, 特定不能のもの Persistent mood (affective) disorder, unspecified
F38　他の気分(感情)障害 Other mood (affective) disorders
　F38.0　他の単一(単発性)気分(感情)障害 Other single mood (affective) disorders
　　.00　混合性感情性エピソード mixed affective episode
　F38.1　他の反復性気分(感情)障害 Other recurrent mood (affective) disorders
　　.10　反復性短期うつ病性障害 recurrent brief depressive disorder
　F38.8 他の特定の気分(感情)障害 Other specified mood (affective) disorders
F39 特定不能の気分(感情)障害 Unspecified mood (affective) disorder

(大熊輝雄 著, 現代臨床精神医学(改訂第10版), 2005. 一部改変)

表Ⅰ-6　F30-F39 気分(感情)障害(ICD-10の要約)

1 (F30) 躁病エピソード Manic episode
　　精神病症状を伴わないもの Manic episode without psychotic symptoms
　　精神病症状を伴うもの Manic episode with psychotic symptoms
2 (F31) 双極性感情障害 Bipolar affective disorder
　2-1 双極性感情障害(現在)躁病エピソード
　　　精神病症状を伴わないもの
　　　精神病症状を伴うもの
　2-2 双極性感情障害(現在)うつ病エピソード
　　2-2-1 軽症,中等症うつ病エピソード Mild or moderate depressive episode
　　　身体症状を伴わないもの without somatic symptoms
　　　身体症状を伴うもの with somatic symptoms
　　2-2-2 重症うつ病エピソード Severe depressive episode
　　　精神病症状を伴わないもの
　　　精神病症状を伴うもの
　2-3 双極性感情障害混合性エピソード Mixed episode
3 (F32, F33) うつ病エピソード(単一性および反復性うつ病エピソード)
　　　　　　　　　　　　　Single or recurrent depressive disorder
　3-1 軽症,中等症うつ病エピソード
　　　身体症状を伴わないもの
　　　身体症状を伴うもの
　3-2 重症うつ病エピソード
　　　精神病症状を伴わないもの
　　　精神病症状を伴うもの
4 (F34) 持続性気分(感情)障害 Persistent mood (affective) disorders
　4-1 気分循環症 Cyclothymia
　4-2 気分変調症 Dysthymia

(大熊輝雄 著,現代臨床精神医学(改訂第10版),2005.一部改変)

的な抑うつが発現することもある。女性が男性の2倍多い。診断基準としては，これまでに少なくとも2回のエピソードが最低限2週間続き，それらが少なくとも数カ月間の顕著な気分の障害のない期間によって隔てられていたことである。すなわちICD-10ではエピソード間に数カ月以上の寛解期があるものだけを反復性うつ病性障害としている。

3) DSM-Ⅳにおけるうつ病の分類

　気分障害の分類はICD-10とほぼ同様で，うつ病性障害と双極性障害とに分けられ，前者は大うつ病性障害と気分変調性障害とに分けられ，後者は双

極Ⅰ型障害，双極Ⅱ型障害，気分循環性障害からなる。気分変調性障害，気分循環性障害は従来，抑うつ人格障害，循環病質など人格障害に分類されていたものにほぼ相当し，うつ症状や躁症状の重症度や持続期間が後述の大うつ病エピソード，躁病性エピソードの診断基準の程度に達しないものをいう。

DSM-Ⅳでは，躁病エピソードと大うつ病エピソードをもつ双極Ⅰ型障害のほかに，軽躁エピソードと大うつ病エピソードをもつ双極Ⅱ型障害という類型を新たに正式に取り上げている（表Ⅰ-7）。DSM-Ⅳの大うつ病の診断基準は次の通りである。

表Ⅰ-7　DSM-Ⅳにおける気分の障害を主徴とする状態の分類

気分障害	Mood Disorders
うつ病性障害	Depressive disorders
296.xx　大うつ病障害	Major depressive disorder
.2x　単一エピソード	Single episode
.3x　反復性	Recurrent
300.4　気分変調性障害	Dysthymic disorder
311特定不能のうつ病性障害	Depressive disorder NOS
双極性障害	Bipolar disorders
296.xx　双極Ⅰ型障害	Bipolar Ⅰ disorder
.0x　単一躁病エピソード	Single manic episode
.40　最も新しいエピソードが軽躁病	Most recent episode, hypomanic
.4x　最も新しいエピソードが躁病	Most recent episode, manic
.6x　最も新しいエピソードが混合性	Most recent episode, mixed
.5x　最も新しいエピソードがうつ病	Most recent episode, depressed
.7　最も新しいエピソードが特定不能	Most recent episode, unspecified
296.89　双極Ⅱ型障害	Bipolar Ⅱ disorder
301.13　気分循環性障害	Cyclothymic disorder
296.80　特定不能の双極性障害	Bipolar disorder NOS
293.83　一般身体疾患による気分障害	Mood disorder due to general medical condition
物質誘発性気分障害	Substance-induced mood disorder
296.90　特定不能の気分障害	Mood disorder NOS
295.70　統合失調感情障害	Schizoaffective disorder
309.0　適応障害，抑うつ気分を伴うもの	Adjustment disorder, with depressed mood
Vコード　単純な死別反応	Uncomplicated bereavement

（大熊輝雄 著, 現代臨床精神医学(改訂第10版), 2005. 一部改変）

(1) 大うつ病エピソード

大うつ病の診断基準は，以下の症状のうち，5つ（またはそれ以上）が同

じ2週間の間に存在し，病前の機能からの変化を起こした状況とされている。また，これらの症状のうち少なくとも1つは，抑うつ気分，または，興味または喜びの喪失がある場合である（明らかに一般身体疾患，または気分に一致しない妄想または幻覚による症状は含まない）。

- ほとんど一日中，ほとんど毎日の抑うつ気分で（小児や青年では焦燥感），患者自身の言明（悲しみや空虚感的）か，または他者から観察しても明らかな悲観的感情の表出がみられる
- ほとんど一日中もしくは毎日の全て，またはほとんど全ての活動の興味，喜びの著しい減退
- 著しい体重減少，あるいは体重増加（1カ月で5%以上の変化）。食欲の減退や増加
- ほとんど毎日の不眠または睡眠過多
- ほとんど毎日の精神運動性の焦燥または制止
- ほとんど毎日の易疲労性，または気力の減退
- ほとんど毎日の無価値感や過剰，不適切な罪責感（妄想的であることもある）
- ほとんど毎日の思考力，集中力の減退，または決断困難
- 死についての反復思考，反復的な自殺念慮，自殺企図，または自殺するためのはっきりした計画

大うつ病は従来の内因性うつ病よりも広い概念であり，このうち内因性うつ病に相当するものはメランコリー型として特定されている。

(2) メランコリー型の特徴

大うつ病エピソードの最も重症の期間に，以下のどちらかが起こる。
- 活動における喜びの消失
- 日常における快い刺激であるものに対しての反応の消失

以下のうち3つ，またはそれ以上が起こる。
- はっきりと他と区別できる性質の抑うつ気分

- 抑うつは決まって朝のほうが悪い
- 早朝覚醒（平常の起床時刻より少なくとも2時間早い）
- 著しい精神運動制止や焦燥
- 明らかな食欲不振や体重減少
- 過度または不適切な罪責感

　妄想または幻覚などの精神病症状については，DSM-IVにおいても，ICD-10と同様に，躁状態またはうつ状態の気分障害の病相期の間に限って現れる場合は，その内容が気分障害から了解できるようなものでない「気分に一致しない精神病症状」であっても，気分障害と診断することになっている。

(3) 季節性感情障害

　日照時間が短い時期（冬季）にうつ状態が起こる症例があり，季節型（季節性感情障害，季節うつ病）と呼ばれている。DSM-IVでの季節型の診断基準は次の通りである。

- 双極性障害または大うつ病性障害（反復性）における大うつ病エピソードの発症と，1年のうちの特定の時期との間に規則的な時間的関係があった（秋から冬における規則的な発症など）。ただし，季節に関係のある心理的社会的ストレスは除外する
- 完全寛解も1年のうちの特定の時期に起こる（症状は春に消失するなど）
- 最近2年間に，上記2点に定義される時間的な季節的関係を示す大うつ病エピソードが2回起こっており，同じ期間に非季節性大うつ病エピソードは起こっていない
- 上述の季節性大うつ病エピソードは，その人の生涯に生じたことのある非季節性大うつ病エピソードの数を十分に上回っている。なお季節型うつ病には，過食・体重増加，過眠などの非定型の特徴を示すものもある

(4) 急速交代型気分障害

　気分障害のうち，エピソードが急速に反復し治療が困難な症例があり，こ

れを急速交代型と呼ぶ。DSM-IVでは，双極Ⅰ型（躁病とうつ病），双極Ⅱ型（軽躁病とうつ病）に適用するものとし，過去1年間に少なくとも4回の大うつ病，躁病，混合性または軽躁性のエピソードがあるものを急速交代型とする。この場合，各エピソードは少なくとも2カ月の寛解（部分寛解か完全寛解），または反対極のエピソードへの転換(たとえば大うつ病から躁病エピソードへ)によって区切られている必要がある。女性の罹患率が高い。

3. 近年における「うつ病」の多様化

　現在では，前述した「DSM-Ⅳ」や「ICD-10」などの診断分類基準に基づいた重症度による分類が主流である。しかし，実際に患者を診察していると，うつ病のタイプとしていくつか特徴的なものがある。専門的には種々の分類があるが，ここでは我々なりに分かりやすく分類した7つのタイプを挙げる。

1) 過労性のうつ病（メランコリー親和型）

　うつ病の中で最も多い原因は，過労によって引き起こされたものだと思われる。自分の頭では「疲れていない」と思っていても，身体はかなり疲労している状態と考えられる。
　この症状として，朝の弱さ，頭痛，肩こり，胃痛などの症状がみられる。しかし，緊張状態を保ったまま仕事に熱中する人は，そのような身体の疲労を自覚せずにいる場合が多い。意欲的に取り組んでいる時には疲労を実感しにくいため，小さな身体の変化をとらえて，疲労の早期発見につなげなくてはならない。過労でうつ状態になった場合は，いくつかの治療方法が考えられる。1つは休養である。自宅でゆっくり休養してもらい，専門医を受診し，抗うつ薬を処方してもらうことが治療の第一歩となる。しかし，私のこれまでの治療経験では，自宅療養で症状の改善がみられず，むしろ悪化していくケースが多く見られた。これには理由があり，働けない自分の姿を家族にさらすことや，近所の知り合いに休職を知られることの辛さがあるからと考えられる。結局，家で悶々として，散歩にも出かけにくい状態になってしまう。

休養するはずの自宅療養が，さらなるストレスを生じさせていることも非常に多く認められる。明らかに自宅療養がマイナスになっていると判断できれば，うつ病治療の専門の医療機関（ストレスケア病棟）での入院を強く勧めている。入院しただけでも，家や職場から物理的，心理的に距離を置いた安心感で，かなりの治療効果があらわれることも珍しくない。

　うつ病治療においては，うつ状態回復後の処置が，再発予防のためには重要である。「元気を取り戻したから治療を終了した」では，問題を根本的に見直したことにはならない。体調悪化の原因を精神療法や作業療法，心理療法で振り返ることが必要になる。なぜ過労したのか，なぜ倒れるまで仕事を続けなければならなかったのか，について十分に検討することが重要である。この行為によって，体調悪化の原因が職場環境にあったのか，家族関係にあったのか，自分の性格に基づく対処行動にあったのか，問題点を深く探ることにつながる。程度の差こそあれ，一般的にはこれら3つの要因が複雑に絡んでいることが多いと考えられる。また，忙しさを自分で作り出す人に限って，体調が回復すると「すぐ職場に戻りたい」「職場に迷惑をかけたので，その分早く取り戻したい」という気持ちが強く働く傾向にある。

・完璧主義者
・律儀
・責任感が強い
・自己主張が苦手
・断れない

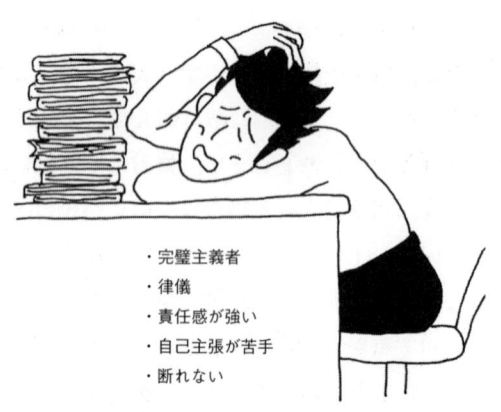

図I-2　仕事を頼まれたら断れない，完璧主義者で真面目，といった性格は過度のストレスを背負い込み，慢性的な疲労感(倦怠感)に襲われることが多い。

過労性のうつ病とは，メランコリー親和型うつ病に類似している。「メランコリー親和型性格」とはドイツの精神医学者テレンバッハが提唱したもので，完璧主義者，律儀，責任感が強く，自己主張ができず周りに合わせようとして，頼まれごとなども断りにくい傾向にある人である。メランコリーとは，一般で言われる「抑うつ気質」のことを意味する言葉であり，メランコリーはうつ病の中核症状である。これは自然にわきあがる悲哀感や物悲しさであり，何でもないのに涙がでる，情緒が不安定になることである。「やる気がない」，「落ち込む」という投げやり的な意味をもった状態ではない。このメランコリーの有無がうつ病診断には欠かせない。この性格の人は物事に対して正面から取り組み，仕事でも与えられた業務を平均値以上に正確に処理しようとする。周囲に気を遣いすぎるあまり，気づかぬうちに疲労を蓄積する傾向にある。

2) 初老期のうつ病

　60歳代前後に多く見られるうつ病が初老期のうつ病である。老年期も合わせたこの年代は，退職や重要な役職の引退，さらに両親，配偶者，友人の死が重なるなど，社会的な喪失体験が多い時期である。その上，身体の病気にもかかりやすく，うつ病になりやすい要因が揃っている。肩がこる，胃が痛い，身体が重い，手が震えるなど，抑うつ症状以上にさまざまな自律神経失調症状を訴える人も少なくない。しかも焦燥感が強く，時間を待てない，ゆったりと腰を下ろしていられないなど，常に落ち着きなく不安が高まった状態を示すことが多い。

　初老期のうつ病は，自分を取り巻く条件が壮年期より悪いこともあり，他の年代に比較して自殺の危険性が高いと考えられる。本人と接するかぎりにおいては自殺への切迫感を感じられなくても，家族の十分な観察や注意が必要である。うつ状態の人は他人の感情を察知する力が鋭く，家族が自分に対する情熱をなくしたとか，病気が治らないと感じているのではないか，とい

う微妙な気持ちの変化も感じ取ってしまう。また，薬物療法においては，一定の年齢に至っていることを考慮して薬の使い方に気をつけている。

3) 認知症性のうつ病

60歳代以上の患者をうつ病と診断した場合，認知症を合併していないか慎重な判別が必要である。認知症は記憶力や判断力の低下，物事への関心が薄れるなど，うつ状態とよく似た症状があらわれる。また，最初はうつ病の症状経過をたどっていても，治療が長引くにつれて年齢的な変化が加わり，次第にうつ病から老人性の認知症に移行していくケースもある。この加齢現象や老化による変化が起きている場合は，治療をしても回復が思わしくない場合が少なくない。

うつ病治療で症状が改善しない場合には，認知症を伴っていないか脳画像検査などの精査が必要である。

4) シゾイドうつ病

中高年の勤労者に比較的多く認められる，元来は分裂気質であった人のうつ病である。昇進などをきっかけに，責任ある仕事が課せられることで，頭痛，肩こり，出社拒否などの症状があらわれる。この病気に陥る人の性格傾向としては，おとなしい，社交性が乏しい，口下手，円滑な人間関係を持つことが苦手などのタイプが多いようである。

仕事面では著しく能力が高いわけではなく，限定された仕事量をコツコツとこなすことを得意とする。そのため，上司の指示を仰いでいた若い頃はよくても，中高年になって自分が上司の立場になると，責務を果たすことが難しくなる。決裁事項や取引先との交渉責任の大きさが負担となり，毎日の業務に悩んでうつ状態になるケースが多い。民間企業ではいったん体調が悪くなって休職すれば，復職しづらい雰囲気があり，退職に至ることもある。と

ころが転職したとしても，うつ病を克服していなければ，新しい職場でも同じことを繰り返すと予想される。何度も転職を繰り返すうちに，職の定まらない自分に自信を失い，最終的には自宅にひきこもってしまうケースもある。

このタイプのうつ病は，もともとの性格の弱さがあるために，いったん薬物治療などでうつ症状が改善しても，完全に病気を克服するには時間が必要である。なかには症状を回復できず，復職できない場合や，復職できたとしても役職に戻れるまで回復しないケースもある。対人交流が苦手な人の場合は，復職への準備を開始したと同時に，うつ症状が再発するケースも少なくない。根本的な物事のとらえ方を変えなければ，回復しづらい傾向にあるので，カウンセリングなどを通して自己の振り返り，見つめ直しに取り組む必要がある。また，職場での適応力について考えることも必要である。

5) 発達障害が疑われるうつ病

時代の変化とともに，うつ病の病態が変化してきたことは，今までも指摘してきた。同様に，最近は発達障害がうつ病と合併していることが指摘されている。軽度発達障害をもつ者がうつ病に罹患するケースは多い。高校卒業や大学卒業までは学業や交友関係など良好ではないにしても，大きな問題はなく，社会に適応していたが，社会人としての生活が始まると，仕事の不手際や効率の悪さ，大きな失敗が重なる。そうすると自己評価が低下し，次第に抑うつ気分が続くようになる。特に問題行動が目立ってしまうため，うつ状態の存在が見逃されやすくなる。

特に，言語性と動作性の知能指数（Intelligence Quotient：IQ）の解離があり，言語性IQは保たれているが，動作性IQが著しく低下している場合が多い。このようなケースは，むしろ発達障害との関連を考慮しなければならないが，その境界が非常に不明確なために，明確な区分はできない。しかし，それらが疑われる患者においては，知能検査を試行し，それらを精査しておく必要があり，それを考慮した治療や訓練の決定と導入を検討しなければならない。

成人した軽度発達障害のうつ病患者の場合，薬物療法によってうつ症状が改善しないことがみられる．重要なことは，ある程度うつ症状が改善した時期に，発達障害の程度を精査し，本人に説明し，行動上の特性と能力の理解を促し，発達障害とうまくつきあうための方法を検討することである．

6) 現代型うつ病 (自己愛傾向)

　現代のうつ病では時代の変化もあり，上記メランコリー親和型のうつ病が著しい減少傾向にあることが指摘されている．それに代わって，30歳代を中心に，非定型うつ病や自己愛傾向の強いうつ病などの増加が認められている．急激な時代の変化を受けて，うつ病の病態も大きな変化を示している．以前は，「神経症性うつ病」，「逃避型うつ病」，「現代的うつ病」などとして取り扱われてきた．現代型うつ病（自己愛傾向）の特徴としては，性格が自己中心的，わがままで全ての人が自分と同じような感覚を持っていると考える傾向がある．体調の悪いときに自分の要求を繰り返し，医療者にたいして「早く治してくれ」，「薬は飲みたくない」と訴えたり，家族へ攻撃が及ぶ場合もある．しかし，患者本人はわがままを言っている自覚が少ない場合が大半である．
　また，他の患者と比較すると症状の変化が激しいことも特徴の1つである．状況によって急に良くなったり，回復傾向にあっても些細な出来事で再び悪化したりと一転することもある．また，一般の症状に加えて，パニック症状や不安症状を伴うケースもよくある．患者の生活や社会において発生する問題を全て外在化し，問題が患者本人にあることを認めようとせず，治療においては回復しない理由をスタッフや環境のせいにし，訴えが増加することもある．しかし，このような患者は医師や作業療法士，スタッフがコメントしても，素直に受け入れないケースが多いため，治療の効果や回復にばらつきがある．その他の特徴は次の点が挙げられる．

・気分反応性

・自責や自罰の念が少ない
・恐怖症や，ヒステリーなどの既往歴がある
・強烈な疲労感がある
・周囲の出来事に対する過剰反応
・気分の日内変動が従来のうつ病とは異なる
・過食，過眠の傾向がみられる
・自己顕示性人格
・他者からの拒絶時に抑うつ状態になりやすい

　本人にとって正の出来事（称賛される，好きなことをしている，好きなものが手に入る）があるとうつ症状が軽減，消失し，気力が沸いてくる。逆に負の出来事があると些細なことでふさぎこみ，うつ症状が強まる気分反応性がある。

　体重は過食傾向となるため増加し，睡眠は過眠傾向となり，寝る時間と起きる時間が同時進行で遅くなることも報告されている。また，誰かに侮辱されたり，ミスなどを叱責されたりすると急激に落ち込み，同時に強い睡魔に襲われる特徴がある。また，本人にとって不都合な状況に過剰反応を起こして，抑うつ気分がでると身体に鉛のような重圧感や疲労感を感じ，行動できなくなる。この症状が前述した過眠とともに発生すると，他者は「怠け者」，「逃避」，「演技的」と捉えてしまう。

　また，両親や兄弟，恋人，友達，職場の同僚や上司に拒絶的，批判的，侮辱的，軽蔑的な言動を受けたとき，急激に落ち込んだり，反対に怒りはじめたりする。そして，対人交流においても容易に喧嘩をしたり，友達と絶交したり，あるいは意図的に友達や恋人をつくらない傾向もある。そのために，会社や学校を休んだり，家事ができなくなったりする。このような症状が強いケースは，治療や社会復帰に時間がかかる。過労性のうつ病と比較し，現代型うつ病は対照的な症状が多いのも特徴である。表Ⅰ-8にそれらをまとめる。

　このように，現代型うつ病は一見，自己中心的，わがまま，会社以外では元気，他罰的，自責の念が弱い，などの傾向から社会適応が困難なケースが

表 I-8 現代型うつ病と過労性うつ病の比較

項目	現代型うつ病	過労性うつ病
病前性格	真面目で負けず嫌い 自己顕示欲が強い 自己愛（自分への愛着）が強い 秩序や規範にたいしてストレスを感じる 好きな仕事に対しては熱心 漠然とした万能感を抱くことがある 集団との一体化へ消極的	真面目で几帳面 目立つことを嫌う 社会的役割や他者への愛着が強い 秩序や規範に対して好意的に考える 基本的に仕事熱心 無価値感や罪悪感を抱くことがある 集団との一体感を重んじる
食　欲	過食。甘いものへの執着	食欲不振
睡　眠	過眠	不眠
疲　労	身体的重圧感，疲労感がある	気力が減退し、疲労感がある
いらだちの矛先	他者を責める（他罰的）	自分のせいにする（自罰的）
日内変動の特徴	夕方にうつ症状が増悪 気分の変化が激しく，特に学校や会社などの特定された場所で悪化する	午前中にうつ症状が増悪。気分の落ち込みが継続的であり，場所は関係なく常に憂うつ
気分反応性	好ましいことや関心があるものには気分が良くなる	喜びの感情が減退、何に対しても無気力、興味が低下
共 通 点	朝になると出社拒否、登校拒否をする 傷つきやすい、繊細、理屈っぽい 考えすぎて行動ができない、決断できない 他者からの目、社会からの目を極端に気にする 本人は他者が見るよりもつらい	

（税所弘，著，新型うつ病を治す方法，2009．一部改変）

多く，社会復帰までの支援に時間が必要なケースや寛解と再燃を繰り返すことが多い。

7）適応障害

適応障害はうつ病との境界が区別できにくいことも多い病態である。

大きな生活の変化や生活上のストレスの結果に対して，個人が順応していく時期に発症するケースが多い。症状には抑うつ症状，不安症状，行動の障害がある。思考はマイナスになり，物事に対しては否定的になる。同じことを繰り返し考えたり，自責的になったりする。イライラ感や対人関係への過

敏性などが認められ，仕事の停滞，ひきこもり，怠学などの適応不全をきたすことがある。気力低下，思考力・集中力の低下があり，物事を深く検討したり，決断が困難となる。周囲には優柔不断，落ち着きがない，焦燥的，攻撃的にとられる場合もある。こうした行動から場への適応不全が起こり，周囲からの協力や理解なども受けられず，苦悩が悪化することがある。

　また，場への適応不全としては，発達障害が疑われる可能性も否定できない。作業効率や能率が悪く，同じ失敗を何度も繰り返すなどの行動が認められ，対人交流も不十分である。応用なども利かず，一から丁寧に何度も説明しないと仕事が理解できない場合があり，周囲との関係を悪化させてしまう。

4. ライフイベントごとのうつ症状

　うつ病の発症誘因は，ライフイベントが大きく関連している。表Ⅰ-9はうつ病発症に関連する誘因ないし状況である。この節では，ライフイベントにおけるストレス要因とうつ症状の捉え方について解説する。

1) 進学と退学

　これまで，「小学生，中高生のうつ病」については比較的軽視され，「子どもにうつ病はない」といわれていた時代が長く続いた。しかし，時代の著しい変化を受けて，うつ病の発症は，中高校生から小学生までにも広がっている。発症するきっかけはさまざまである。本人の性格，交友関係，勉強が思うようにできない，成績が上がらない，家族関係など多岐にわたる。
　子どもは気分の落ち込みを訴えるよりも，身体の不調を訴えるケースが非常に多いため，身体症状の不調（緊張感，不眠，腹痛，頭痛など）として取り扱われてきた。そのため，うつ病として発見はされず，親は身体の病気と勘違いし，内科や小児科を受診させるケースが多い。また，児童期における，うつ病の主な症状である「集中力や判断力の低下」は把握することが難しく，うつ状態の発見や治療開始も遅くなる傾向がある。
　具体的な身体症状で最も多いものは，胃腸症状（胃痛，腹痛，下痢）である。うつ病の原因が受験や学校にあれば，受験というイベントそのものや学校そのものがストレスとなり，考え，登校するだけで緊張するため，精神的緊張が身体的緊張となり，筋のこわばり（首や肩のこり）を生み，血流などにも

表Ⅰ-9　うつ病の発病に関する誘因と状況

個人・家族に関する出来事	職業などに関係する出来事
近親者・友人の死亡、別離、子女の結婚	職務の移動（配置転換、転勤、出向、転職など）
遊学、病気、事故、家庭内不和、結婚	昇進、左遷、退職、停年
妊娠、出産、月経、更年期	職務に関係した情勢の急変（不景気など）
家屋、転居、財産などの喪失（火災など）	職務に関係した困難（自分でコントロールできない要因）
目標達成による急激な負担軽減	職務内容の変化
定年、仕事の過労、家庭の経済問題	職務上の失敗
	昇進試験や研修
	病気による欠勤と再出勤

(大熊輝雄 著,現代臨床精神医学(改訂第10版),2005.一部改変)

影響し，頭痛なども発生させる。子どもの学力低下や集中力，判断力の低下が著しい時には，念のためうつ病や気分変調といった点を疑ってみるべきである。しかし，最近の子どもは親に迷惑をかけまいと，症状を言わない子どもが増えているため，親子関係についても注意が必要である。思春期の場合は，いじめや友人関係などだけでなく，些細なことが原因となることもある。特に，病気の原因は，本人の性格にもとづいた人間関係の処理の仕方にあることが多く認められる。例えば，相手の調子に合わせようとして，友人の要求をすべて受け入れてしまうなどの傾向や与えられた命題についても必要以上の完璧さを追求するために，几帳面すぎるほどの処理をしてしまうなどである。

この時期，治療を進めていく中で大事なことは，ある程度のうつ状態が回復した後に，何が原因で体調不良になっていたのか，今後どのような対応をすればよいかを考えることである。

2）結婚

結納，結婚式の日取り，新婚旅行の行先などを決めるとき，結婚式直後，新しい生活が始まるときに，これまで漠然としていた家族からの離別や結婚相手との生活が現実に迫ってくる。一般的にも「マリッジブルー」といわれ

るが，さまざまな葛藤や心理的な動揺が生まれやすい時期である。結婚後は，さらにさまざまな生活変化が訪れる。

　これまでの日本においては，男女の役割分担が比較的明確であった時代が長かった。専業主婦になることへの心理的負担や，加重な家事労働時間などの不満は比較的少なかったように思える。しかし，これは身体が「元気」という条件のもとでいえることである。たとえば，専業主婦である方が体調不良になったと仮定する。38度の熱があり，食欲がない，身体が重い，節々が痛くても，朝6時に子どもと夫を起こして朝食をとらせ，お弁当を作り，学校，出勤の準備を整えて送り出さなければならない。その後は掃除と洗濯が待っている。やっと終わったと思っても，すぐに夕食の用意，夕食も家族がばらばらの時間にとる家庭もあるし，子どもが小さければ，帰りの遅い夫に代わって風呂，着替え，寝かしつけといった仕事もある。

　健康なときにはこれらが負担にならなくても，体調が悪くなれば，いかに家事が忙しく大変なことかと，理解できる。さらに，主婦，妻という立場を精神的に支えるはずの夫が多忙だったり，子育てや妻への関心が薄かったりする場合は，なおさら主婦の心理的負担は大きくなる。主婦業は必ずしも簡単な役割でないことは明らかである。さらに，このような状況に加え，出産，子育て，夫の昇格，子どもの親離れといった，心理的に変化する出来事が5年，10年ごとに次々と起こる。結婚や主婦生活でのストレス発生率は非常に高いといえる。

3) 昇進

　昇進も，人によっては大きな負担となり，体調悪化の原因となることがある。ストレス症状に悩んで入院された方の中で，最も頻度の高い原因が，配置転換を含む昇進であった。昇進は単に業務上の責任や，仕事量が増えたことだけにとどまらず，相談できて自分の気持ちを支えてくれた上司の存在がなくなり，自分がその役目を担うケースも発生する。昇進前は自分で仕事の

全責任を負うことが少なく，上司の指示に従って動けば事足りる状況であった。しかし昇進すると，印鑑を押すにしても責任ある判断が必要で，楽しいはずの宴会においても，部下をまとめなければならない状況が多くなる。最近は昇進を自らが拒否して「一般社員のままで働き続けたい」と希望する人もあらわれ始めた。このように，性格的な問題で昇進が負担になる人もいる。とくに「頼りやすい性格の人」は，管理職に不向きであり，このタイプが一般社員であったときには，コツコツとまじめに自分の業務を遂行し，上司からの評価が高かった人も少なくない。そこには上司の判断という前提があったからこそ，本人は安心して仕事ができていた。

　ところが，もともと判断に時間がかかるタイプであったため，管理職になるとなかなか決断が出せない上に，あれこれ考えすぎて疲れを貯めてしまう。この性格の人には，身近に答えを出してくれる上司や仲間の存在が必要となる。同様に，誰からも好感を持たれる「やさしい性格の人」も，管理職になると問題が発生する場合がある。このタイプは，十分な気配りができて誰からも好かれる性格なので，その部署は温かい雰囲気に包まれることが多い。しかし，相手の気持ちを思い図るあまり，厳しいことを部下に伝えても，その直後に相手をフォローしてしまい，その結果，曖昧なメリハリのきかない組織になってしまう傾向が見られる。とくに経済不況の続く現代では，厳しいことだけをいい切ってしまう強さが，このタイプには求められる。

　一方，同期の中で出世ラインから外れて，昇進できない人もいる。役職をめぐる競争が激しい職場では，出世する，しないで，本人の就労意欲にかなりの影響が考えられる。これまで日本の多くのサラリーマンは，入社すると管理職を目指す単一なパターンを目標にしてきた。入社以来，重役や社長を目指していた人が昇進ラインから外れたならば，就労の意欲が著しく低下することが予想される。不況下の日本社会は急速に変化している。合理化が進められる中でポストも減少し，数年後に自分の会社が存続しているのかさえも分からない状況であるため，出世できなかったからといって急に落ち込まないためにも，仕事だけでなく，プライベートに費やすエネルギーの対象を

持つ多彩さが必要であると考えられる。

　日本人の勤労者は，あまりにも自分と仕事を同一化しすぎる傾向にある。欧米では，皆が上昇志向ではなく，自分のスタンスをとりながら，自分の家庭や家庭外でのコミュニティを大事にする人も多く認められる。ここは少し欧米を見習い，今後は自分の性格や，個人の生きる目的に合わせて，仕事に対する自由度が増しても良いのではないだろうか。

　職場や仕事上で落ち込みやすい性格の特徴として，2タイプ挙げることができる。

(1) 責任感が非常に強いタイプ

　部下のミスであっても自分の責任と考え，必要以上に自分を責めて，思いつめてしまう性格。

(2) 常に先を考えて物事を判断する人タイプ

　論理的かつ知的で，二手先三手先を考えて対処する傾向があり，行動は適切で，失敗の少ないタイプである。ところが，ひとたび失敗を起こそうものなら，先見性の「先を考える」という長所が，一転して「悪いほうへ」と考えを進めていくようになってしまう。先を考え過ぎることで疲労し，不安をさらに広げて自分を追い込む傾向がある。常に先を考える人は，失敗に対する恐れが人一倍強い性格なので，失敗したとき，いかに楽天的に物事を考えられるかがストレスを貯めないコツである。

　仕事でミスをしたときに忘れてならないのは，「疲労によって引き起こされたのではないか」という視点である。ストレスは集中力や判断力を低下させ，大きな失敗をしたり，ミスを何度も繰り返したりといったことにつながることが多い。疲労をためないことも，仕事の失敗を防止する対策の1つである。

4）転職

　リストラの進む日本では，長年勤めた会社を退職に追い込まれ，新しい職探しをする人が増えている。正規雇用よりも非正規雇用が増える現状では，50歳代，60歳代の中高年にとって厳しい再就職といえる。本人の希望しない職種や職場環境を選択することも少なくなく，右肩上がりの成長期に働いてきた中高年の中には，過去のプライドだけが残り，転職をしても新しい仕事や職場の仲間になじめないまま，大きなストレスを抱え込む人もいる。最近の若者があっさりと職場を辞めてしまうのと同じように，やっと決まった再就職先を辞める中高年も少なくないと思われる。転職先では，自分より若い人が上司の立場にいる状況が考えられる。このような厳しい時代の転職には，過去のプライドを捨てること，時間をかけて職場に慣れることの2つが要求される。転職に成功した人の話を聞いていると，過去の清算がきちんとできている人ほど，新しい職場への適応が良いように感じる。転職は人事異動と深く関係している面もあり，50歳前後の人事は，その後の会社生活にとって決定的な場合が多い。出世ラインに乗った人と，そうでない人の差が明らかになったとき，今の職場で希望が見出せない人は転職して，定年までの残り10年程度を働くこともある。この50歳前後の選択は，人生の最後の賭けといえる場合が少なくないため，自分の意識を変えて新しい仕事に希望を見出し，情熱を燃やす人もいる。しかし，これまでの会社生活の反省がないまま，安易に転職をしてしまう場合，不満ばかりが強く，達成感が得られない人も多い。

　また，転職に至った原因が本人の問題にもかかわらず，自分ではそのことに気づかず，会社や上司のせいにする人もいる。自分自身に問題があって退職したわけだから，たとえ新しい職場に変わったとしても，再び以前と同じような本人の性格や対処行動からくる問題が発生すると予想される。現代は自分の問題を直視せず，他人が悪いと決めつけて，相手の問題とすり替えて

しまう傾向が多く見られる。退職や転職にあたっても，自分の問題が大きいのか，職場の問題が大きいのかを冷静に区別をすることが，その後の生き方のカギとなると考える。右肩上がりの経済発展，一流大学卒業という肩書きが有効だった高度経済成長時代に管理職に就いた人は，当時の感覚を引きずっている傾向が見られるため，変化する現在の企業方針についていけず，ストレスをため込む人も少なくない。肩書きが通用しにくくなった今日のような不景気では，気持ちの切り替えが必要であり，とくに管理職においては，「管理職としての真の実力」が求められる時代になったと考える。

5) 定年

　勤労者は定年を機に生活様式が一変する。定年を迎えるにあたって，十分に考えておくべきことがいくつかある。それは，一般的によくいわれる「定年後の生きがいについて」である。日本の勤労者の多くは，自分と会社を同一化して生きてきた結果，仕事以外に別の趣味を持つことや他のコミュニティに参加することが極めて少ない現状である。無趣味やこれといった生きがいのないまま，定年後の生活に突入すれば，その人の生活は著しく低下してしまう。それどころか，定年を迎えて初めて，20年，30年といった長年の仕事で蓄積した疲労を感じる人も少なくない。定年を迎えた時点で，もはやこれから10年間を生活するエネルギーすら残っていないこともよく見られる。仕事一途に働いてきた，無趣味な男性が最も注意しなければならない。夫婦関係までも悪化する可能性が考えられる。

　以下の点を参考にして，定年を迎える心構えをしておくことが必要である。

(1) 夫婦の関係

　定年を迎えた夫との生活において，離婚を申し出たりする女性が少なくない。これは，定年を迎えた夫婦間に，意識の差が生じているためと考えられる。趣味を持つこともなく仕事に依存してきた男性は，定年になると，そのエネ

ルギーを妻に向ける傾向が多く見られる。一方の妻は，仕事中心の夫の帰りを待つ毎日で，子どもの世話もろくにしなかったことに不満を抱き，夫との間に心の溝ができているケースもある。妻はすでに「友達」や「1人」で行動するスタイルが確立していると考えられる。定年になった夫が家事を手伝うこともなく，1日中家で過ごす場合，その生活パターンが重荷になっている。中には「経済的に対等の立場になる夫の定年を待って離婚しよう」と考えている人もいるほどである。当然の権利であるかのように，自分に用事を指示する夫の態度が負担になり，次第にストレスをためてしまうことになるケースが多い。

(2) 年齢的な衰えからくる身体の変化

今までにはなかった腰の痛みや，視力低下，もの忘れなどが，これまでとは違う不安をもたらす。上昇志向でエネルギッシュだった人も，否応なしに「老い」という問題に直面せざるを得ない状況になり，老化という変化の中で，必要以上に身体の変調にこだわり続ける人や，生きる目的をなくしてうつ状態になる人も後を絶たない。老化は身体が衰えることでもあるが，決して病気になることではなく，生命現象の流れとして身体の変化が始まることである。定年後は自分の健康には留意しながらも，健やかな老化の受け入れが必要である。

(3) プライド

地方の高齢者大学で耳にするのは，プライドの高いと思われる元学校教師や，元公務員の多くが，地域のさまざまな高齢者活動に姿を見せることが少ないということである。参加するのはほとんど女性ばかりで，「ご主人は何をしていますか」と質問すると，決まって「家でぶらぶらしています」という答えが返ってくる。定年後にはプライドを捨てて，1人の人間に戻るという意識が大切であると考える。ゲートボールをするときも，皆で講義を聞くときも，過去に校長だったとか，社長だったなどという肩書きは意味をなさ

ないということである。

6) 妊娠と育児

　夫婦にとって，子どもの誕生は1つの人生における転機となる。しかし，働く女性は妊娠末期から仕事の休業を余儀なくされ，出産後しばらくは家庭の主婦，母親として職場から離れることになる。
　妊娠中は心理的に不安定になり，出産後は育児ノイローゼなどがあらわれやすくなる。特に妊娠中は，軽い不安や抑うつ症状であれば，妊婦の3〜4割の人に認められるという統計もある。昔は，両親と同居することが多かったために，生活の中で経験豊富な話が聞けて不安を軽減できた。しかし，核家族化の進行と，近隣との付き合いが減少したことも重なり，孤独を覚える妊娠中の不安が高い傾向を示している。出産後はさらに負担が加わる。子どもの授乳時間は不規則のため，まとまった睡眠時間がとれない。
　また，それまで常に社会と接しながら生きてきた女性の中には，3カ月から1年間を家で過ごすことによって，「世間から取り残された」という不安を覚える人も少なくない。この時期の不安や軽いうつ症状には，核家族化の進行が関係している。妊娠中や出産後も昼間は本人だけが，子どもと2人だけの生活となり，両親と同居の家族であれば，母親が本人をサポートして不安は軽減されるが，出産経験もなく，近所付き合いも少ない孤独な女性は，出産関連の本や育児書を読みあさる傾向にある。不必要な知識まで入り，かえって混乱してしまい，不安を大きくしている傾向がある。
　昭和までの時代は，男女の役割分担が区別されていた傾向もあり，女性が大人になれば，母親や周囲から母性や育児についての教えを聞く機会が多かったようである。しかし現在は，学校卒業後すぐに就労して，母親になる心の準備をしないまま，出産を迎える女性が増えている傾向にある。このように，勤労女性が出産することは，想像以上に大きなストレスがかかる状況にあり，夫や父親である男性は，十分に妻の状況を理解することが必要で，

妻とシェアする時間を持つこと，妻の心をサポートしていくことを忘れないようにすることが必要である。ただし，男性にとっても，子どもの誕生時期は，入社以来5～8年頃であることから，仕事にも慣れ，責任ある業務を任される年代に差しかかっている。忙しい中で夫や父親業と就労のバランスをとるのは，簡単なことではない。とくに出産後1年間は，赤ん坊が夜間に起きるため，夫婦とも睡眠不足になりがちで，男性は自分の体力維持だけで精一杯になり，妻のサポートができにくいことも起こる。このような夫の事情も，主婦の育児ノイローゼに関係していると考えられ，育児や仕事に疲れていても，子どもにとっては，母親も父親もそれぞれ1人しかいないことを記憶しておくことが重要である。

7) 子どもの成長と妻（母）の心理的変化

(1) 子どもの独立

　子どもの独立といっても個人差があるので，一概にはいえないが，早い子どもは小学校高学年から反抗期という形で親からの独立が始まる。中学，高校になれば，母親の言うことを聞かないことも多くなり，親が心配するさまざまな事態が起こる。具体的には，異性への関心，たばこや飲酒といった反社会的な行動や，そのことへの興味や関心などがある。さらには，自分が大人になったときの理想像や就く仕事をめぐっての両親に対する反発や甘えなどである。

　母親に考えてほしいのは，この思春期にあらわれる反抗期は，親に反発する側面だけでなく，反発しながら親を乗り越えようとしていることである。つまり，反抗期の意味をネガティブに捉えるのではなく，むしろ必要な出来事として受け止めるべきだと考える。反抗期で悩む母親はたくさんいるが，私たち医師にとっては，逆に，反抗期のない子どものほうが心配である。実際，反抗期のない子どもは，将来問題が発生することもよく見られる。また，反抗期や親離れは，母親と子どもとの関係だけでなく，夫婦の関係によっ

てもかなりの影響を受ける。夫との関係が希薄な母親は，必然的に子どもと強い結びつきを求めたがる人が少なくない。子どもが反抗期を迎え，母親である自分にそっぽを向いたり，攻撃したりといった態度を示すと，子どもが離れていくことを実感し，非常に寂しい感情が生まれてくる。ひどくなると，母親がこの寂しい感情に絶えられなくなり，本来は子どもと心理的距離を持つ大切な時期なのに，子どもを無理やりに引き寄せて，さらに深い結びつきを強いる人も少なくない。母親は「反抗期は大人への成長過程」という認識を持つことが大切である。

(2) 子どもの結婚

反抗期が過ぎて，子どもが結婚をすることになると，決定的な変化が起こる。同居でなければ，子どもが家を離れて生活し，姓を変える場合もある。結婚は子どもの旅立ちというだけでなく，両親にとってもさまざまな感情が呼び起こされる出来事でもある。子どもの独立は，夫婦関係にも大きな影を落とし，これまでは何か問題があっても，子どもがいることですまされてきた夫婦関係が，一気に大きな問題に直面することもある。子どもの結婚などを契機に「父親」「母親」という立場から，再び「夫婦」の関係として向き合うことになるからである。問題なく乗り越えられることも多いが，夫婦それぞれ相手の気に入らない点や，嫌な行為などが目につき始めるときなどは，場合によっては夫婦関係の危機を迎えることもある。親子という三者関係の中でこそ曖昧にできた問題が，子どもが結婚することでバランスが崩れ，二者関係になると，さまざまな問題が浮き上がってくる。母親の立場としては，子どもの結婚までに，自分の趣味や生活スタイルを築きあげておくと，問題回避ができやすくなる。また，女性には「更年期うつ病」や「更年期の自律神経失調症状」という特有の状況がある。閉経を迎えてホルモンバランスが崩れることは事実だが，同じような時期に子どもの独立や結婚，夫の退職といった，女性の心を揺さぶる出来事が集中するのもこの時期である。単なる身体的変化といえない側面も，更年期にはあることを認識してほしい。

8)夫婦関係

(1)夫の死

　夫が妻よりも早く死亡するケースがある。男性の平均寿命のほうが短いため，妻が夫を看取って，その後の人生を1人で生活する人も多い。夫の死による妻の反応には個人差があり，夫との関係が非常に濃厚な夫婦と，友人や趣味など自分の世界を作っていた夫婦では感情が異なる。何事にも二人三脚で生活してきた夫婦だと，夫の死は非常に深い悲しみとなることは容易に想像できる。夫がすべてのエネルギー源であり，夫に依存して生活してきた人ほど悲しみは長く続き，何年たっても夫の死から解放されにくい。夫婦という単位で毎日を生活していると，そのことの長所や短所は非常に見えにくいものである。しかし，現実に目の前から夫がいなくなると，妻は予想以上に大きな影響を受けることが多く，たとえ夫婦の間であっても，夫婦の時間と，独立した人間として自分の時間や空間を持つことが大切である。

(2)妻の悩み

　治療の一環として，定期的に入院患者さんの家族にも集まってもらう，「家族会」を開いてみると，とくに男性の勤労者において，職場と家庭とでの態度に差があることが分かった。
　体調悪化以前の通常の勤務状態において，患者さんの大半のエネルギーは仕事に費やされている。その仕事ぶりは，職場で高く評価されているが，家庭に帰ってくると家族に対して無口であったり，ゆとりのないときには八つあたりをしたりと，職場での態度とはおよそかけ離れた振る舞いをする結果になっている。
　「家族会」に出席された奥さんは「つい，子どもにあたってしまいます」と涙ながらに語ることがある。つまり，ゆとりをなくした妻は，子どもに対してストレスを発散させることもあるのだ。夫が仕事上のストレスを家庭に

持ち込んだり，仕事第一主義であったりすると，妻は自分のストレスを「子どもに必要以上の期待をかける」，もしくは「イライラした感情を子どもにぶつけてしまう」ことで発散する場合がある．夫に余裕がないために，夫に向かうべきエネルギーが，子どもに向かっていく．結局，職場からもたらされたストレスが，父親から母親，そして子どもへと流れていくことになる．夫が家族と過ごすための余力さえ持っていれば，この負のエネルギー循環は防げると考えられる．母親の立場としては，子どもに対して，不必要なエネルギーを向けない心がけが肝心である．対策として，生産的な作業活動や趣味によるストレスの解消法を取り入れることが重要で必要である．

　このように，現代における「うつ病」は，単に気分の落ち込みといった単純な病態像では説明できない状況になってきた．次章では，従来の「うつ病」をもとに確立された作業療法の現状と多様化した現代のうつ病に対する作業療法実践で露呈する問題点について解説する．

第Ⅱ章 うつ病治療と作業療法の現状と問題点

　社会・経済的な構造の変化にともない，これまで基盤にしてきた働き方や暮らし方の変更が迫られているなかで，うつ病がクローズアップされてきて，新しいタイプのうつ病にも関心が寄せられている。うつ病から回復するための治療法の1つとして，ライフサイクルを踏まえ，対象者の日常生活に関わることができる作業療法にも期待が高まってくることが予想される。

　この章では，うつ病に対する作業療法を取り巻く社会的な背景を理解しながら，作業療法の課題をまとめていきたい。

1.「うつ病に対する作業療法」が求められる社会的な背景

　世界保健機関（World Health Organization; WHO）は，世界的に取り組む必要がある問題の1つにうつ病を挙げ，その重要性を強調している．WHOのレポートによると，全世界の人々に及ぼす疾病の負担（Global Burden of Disease; GBD）を障害調整生存年数（Disability adjusted life year; DALY）で比較したところ，1990年では4位だったうつ病が，2020年には1位の虚血性心疾患に次いで2位に位置づけられる可能性を予測している．こうした地球規模の観点からみても，うつ病は社会経済活動に深刻な負担を与える疾患としてその対策に重点が置かれている．

　日本でうつ病という病名を見聞する機会が増えたのは，自殺者増加に伴う報道がきっかけであると思われる．自殺者の統計をとりまとめる警察庁によると，2008年の自殺者32,249人のうち，うつ病が原因の自殺者は6,490人であることが明らかになった．自殺の動機としてうつ病が2年連続で最多になっているのである．

　労働者のうつ病等の精神障害に関連した報道も多い．労災補償状況について報告している厚生労働省の2007年度の統計では，過労や仕事上のストレスによりうつ病等の精神障害の認定を受けた労働者は，前年度よりも63件多い過去最多の268件にも達していた．そのうち未遂を含む自殺に関しては，前年度よりも15件多い過去最多の81件であった．

　このようにうつ病に関して報道される統計上の数値は，増加あるいは高止まりの傾向を示し続けている．

　うつ病の治療法には薬物療法が原則的に適用される．うつ病の薬物療法は，

抗うつ薬や抗不安薬を服用することによって脳内の神経伝達物質のバランスを整えようとする。薬物療法がうつ病に効くという側面は，うつ病が生物学的次元に要因をもつことの表れである。しかし，薬物療法だけではうつ病の治療は十分とはいえず，たいていは心理社会的な要因にも配慮した治療法が必要になってくる。

　うつ病になる心理社会的要因の1つとして，生活上のストレスフルな出来事が契機になっているという考え方がある。私たちを取り巻く最近の生活環境には，暮らしにくさ，働きにくさ，憂いのない老後への不透明感，といった諸々の不安感が蔓延している。そうした生活の中で遭遇するストレスが不安感を伴って相加・相乗的に私たちへと迫ってきたときに，生活ストレスをかわすことも乗り越えることもできなければ私たちの心身に急性のストレス反応が生じ，それが持続すると健康状態の調和を乱してうつ病という疾患のステージに至ってしまうという考え方である。この日常の生活場面で遭遇するストレスは誰にとっても同じような強度として作用するのではなく，物事の受け止め方や行動の仕方といったその人に備わっている性格，あるいは家族や仲間の支援によってもストレス強度が異なると言われている。このようなストレス要因と心身の健康の関連性については，アメリカの国立職業安全保健研究所（National Institute for Occupational Safety and Health; NIOSH）の職業性ストレスモデルの考え方になっている。

　生活ストレスは，適度であれば私たちのライフサイクル過程に好ましく作用して生活の質（Quality of Life; QOL）を高める。つまり私たちのQOL向上は，自らの生活ストレスを自覚し，ストレスフルな出来事を越えて成長できるような対処技能を高めて，健康を維持し増進していくことが重要であると考えられる。現状では，社会的な役割と個人の健康増進活動を調和させていく〈ワークライフバランス〉の達成も私たちにとって必須課題となっている。

　このような背景のもとで，うつ病患者の回復プロセスを促進するストラテジーとして作業療法（Occupational Therapy; OT）に期待が寄せられている。簡単な物づくりや対人交流を介した活動を通して生活への応用的動作能力と

社会的適応能力の回復を図る作業療法士（Occupational Therapist Registered; OTR）が，うつ病から回復しようとする対象者の生活ストレスへの対処技能を高めて，健康の保持と増進を促し，新しい生活デザイン構築とQOL向上に役立つと考えられるからである。

2. 作業療法の対象疾患としてのうつ病

　気分（感情）障害に含まれるうつ病は，発生頻度の高さや特徴的な病像からみて，統合失調症と同じように精神医療の中で重要な位置を占めている疾患である。精神障害領域のOTにおいても，うつ病は対象疾患になる頻度が高いと考えられる。作業療法白書によると，精神障害OT領域でうつ病を対象にしているOTRの割合は，1995年は76.5％，2000年は82.6％，2005年は90.7％であり，対象になる主な疾患として上位を占めてきた。うつ病が精神障害OTの対象として重要な位置にあることが示唆される。

　一方，日本作業療法士協会が公表している会員統計資料では，会員がOTの実践として主に取り組む疾患を国際疾病分類第10版（International Statistical Classification of Diseases and Related Health Problems 10th Revision; ICD-10）に従って分類している。うつ病をOTの主業務としている会員数の全体比は，2006年度は0.16％，2007年度は0.21％，2008年度は0％であった。同様に統合失調症では，2006年度は14.0％，2007年度は13.4％，2008年度は13.1％である。このデータを比較する限りにおいて，統合失調症よりも，うつ病を主業務として実践するOTRは極端に少ないようである。

　作業療法白書の回収率が50％前後であることや，日本作業療法士協会会員統計資料は非有効データが多数生じていることを考慮すれば，うつ病に対するOTの実態を必ず捉えているデータとは言えないにしても，おおよその傾向を示唆していると考えて良いと思われる。つまり，OTの対象疾患としてうつ病は重要であることに変わりないが，OTの実践的な取り組みが十分ではない現状を示唆しているといえよう。

3.「うつ病」と「作業療法」を キーワードとする報告を振り返って

　これまでに，うつ病と作業療法について発表された論文や会議録，及び解説として公表されてきた資料を取り上げてみたい。

　まず，医学文献データベース「医学中央雑誌Web版（医中誌Web）」を用いて，うつ病に対する作業療法に関する資料を探索した。検索語として「うつ病」と「作業療法」を掛け合わせて，2009年10月24日時点までに医中誌Webに登録されている文献データを抽出した。その結果，「うつ病」と「作業療法」に関連して抽出された文献は175編であった。文献タイトルを考慮して身体障害OT領域，老年期障害OT領域，及びそれら以外の医療技術・実践報告に関する112編を除くと，精神障害OT領域において「うつ病」と「作業療法」の検索語に該当した文献は63編であった。

　表Ⅱ-1は，「うつ病」と「作業療法」をキーワードにして抽出された精神障害OT領域の文献を原著，会議録，解説の3つのカテゴリーに従って分類している。

　1989年以前は解説記事が1編であり，1999年までは原著と会議録を含めてもわずか2～3編であった。しかし，2000年～2004年では14編，2005年～2009年では43編というように2000年以降で急増している。とりわけ，学会発表による会議録と，うつ病に関する医療情報や専門技法等の最新動向を紹介する解説記事についての文献数の増加が目立つ。

　厚生労働省が3年ごとに発表している患者調査によると，うつ病患者数は2002年以降で増えている。そして，うつ病患者数は1996年からの9年間でおおよそ3倍に増加しており，医療機関を受診するうつ病患者も増えている。

表Ⅱ-1　文献カテゴリーで分類された「うつ病」と
「作業療法」をキーワードとする文献の数

精神障害 OT 領域				
年代	原著	会議録	解説	計
1989 まで	0	0	1	1
1990-1994	1	1	1	3
1995-1999	1	1	0	2
2000-2004	1	8	5	14
2005-2009	3	20	20	43
計	6	30	27	

※ 2009年10月24日時点で医学中央雑誌Web版（医中誌Web）に掲載されたデータに基づく

　このように，うつ病患者の受診の増加を背景にして，うつ病患者のニーズに実践的な対応をしてきたOTの成果発表が会議録の増加に結びつき，そしてうつ病に対するOTをより効果的に展開させていこうと特集する狙いもまた解説記事の増加として現れたことが文献数の増加につながっていると思われる。

　文献に関する情報を詳しくみてみたい。表Ⅱ-2に抽出された精神障害OT領域の63編の文献に関するデータである。発表年と筆頭著者，文献タイトルと収載誌名と分類カテゴリーに従って整理した。

　1999年以前に報告されたタイトルをみると，ほとんどはうつ病のOTに関するテーマを扱った報告である。2000年以降になるとうつ病とOTに加え一般企業社員や教員の復職をテーマにした報告が増えてきている。妊産婦や産後の母親，育児中の女性を対象に取り組んだ報告もあり，労働者だけでなく女性のライフイベントに焦点を当てた報告もなされている。「軽症うつ病」や「未熟型うつ病」等のうつ病の臨床的分類に沿った事例報告も認められる。治療構造に関しては，うつ病患者の専門病棟であるストレスケア病棟での活動，復職プログラムの実践例，認知療法や認知行動療法等の精神科専門療法を併用した実践報告もある。

　うつ病と作業療法について公表された文献を時系列に沿ってみると，うつ

表Ⅱ-2 「うつ病」と「作業療法」をキーワードとする文献リスト

発表年	筆頭著者	文献タイトル	収載誌名	分類カテゴリー
1986	石合直子	[うつ状態] うつ状態の作業療法 精神科	理学療法と作業療法	解説
1990	浦部 豊	うつ病患者の精神科作業療法についての一考察	臨床看護	原著
	井上和臣	うつ病の認知療法	作業療法ジャーナル	解説
1991	浦部 豊	うつ病患者への作業療法的接近（Ⅱ） ―外泊要求をくり返す症例を通して	精神保健	会議録
1998	西村良二	うつ病の集団作業療法についての精神力動的考察	広島医学	原著
1999	高橋秀典	抑うつ不安の克服に作業療法が効果的に作用した症例	作業療法	会議録
2000	小林亮太	うつ病患者に歌えてなじみのある作業を利用した1例	作業療法	会議録
	小林夏子	60歳うつ病男性に対する作業療法 ―入院から外来作業療法への支援	作業療法	会議録
	西田江里子	うつ状態に対する作業療法 ある中年男性症例を通じて	作業療法	会議録
	芝田洋子	ストレスケア病棟における新たな創作活動への取り組み ―クリエイティブアートの1年を振り返って	精神保健	会議録
2002	荒井 稔	[うつ病の作業療法] 産業現場におけるうつ病	作業療法ジャーナル	解説
	大野 裕	[うつ病の作業療法] うつ病の認知療法	作業療法ジャーナル	解説
	長安正純	[うつ病の作業療法] うつ病の作業療法 ―うつ病の理解と作業療法の基本的な考え方	作業療法ジャーナル	解説
	柳村史江	[うつ病の作業療法] うつ病に対する作業療法の役割 事例を通しての一考察	作業療法ジャーナル	解説
	加藤忠史	最新医学の動向 躁うつ病の脳科学の現状と課題	作業療法ジャーナル	解説

2003	亀山清子	うつ病の症例における動物介在療法の効果の検討	作業療法	会議録
	村田大輔	うつ病患者に対する運動療法の試み—その精神療法的側面について	作業療法	会議録
2004	宮田千恵子	総合病院における外来作業療法について	病院・地域精神医学	原著
	岡崎 渉	一般企業社員の復職への作業療法の治療戦略	作業療法	会議録
	篠崎雅江	軽症うつ病への作業療法の効果—自律訓練法を併用して	作業療法	会議録
2005	磯石栄一郎	2例のうつ病者の職場復帰への集団精神療法の効果	岩見沢市立総合病院医誌	原著
	篠崎雅江	40・50代男性自殺リスク評価表作成の試み	作業療法	会議録
	千文雅徳	状況選択的に抑うつ症状が変化する「未熟型うつ病」の成人女性例	最新精神医学	原著
	佐藤拓也	入院治療プログラムの中の就労支援プログラム—グループ相互性に支えられて	日本作業療法学会抄録集	会議録
2006	菅原由衣	復職目的のうつ病患者に対するOTプログラムの現状と課題 1事例を通して	日本作業療法学会抄録集	会議録
	瀬戸山恵美子	「諸も張る!」が合い言葉 うつ病の治療とケア」職場復帰に向けて取り組む心と身体を意識した「教職リハビリ」	精神科看護	解説
	秋山 剛	【うつ病のすべて】サポート・医療環境 総合病院における職場復帰援助プログラムと集団認知療法	医学のあゆみ	解説
2007	荻上多恵子	園芸療法の特徴—うつ病患者への適応	日本作業療法学会抄録集	会議録
	江口亜希子	回復期うつ病患者への取り組み	日本作業療法学会抄録集	会議録
	小坂能彦	あるうつ病患者との関わり—安心と承認の場	精神保健	会議録
	杉本幸子	うつ傾向を呈した長期入所者に対する作業活動—地域への関わりを通して	日本作業療法学会抄録集	会議録
	田村陽子	躁うつ病患者の保護室退室に向けた取り組み	日本作業療法学会抄録集	会議録
	加藤ちえ	うつ病に対する職場復帰支援プログラムの取り組み	北海道作業療法	会議録

表Ⅱ-2 「うつ病」と「作業療法」をキーワードとする文献リスト

2008	井上雅博	当院における育児中のうつ病患者への外来作業療法―チームアプローチ・それぞれの役割	日本作業療法学会抄録集	会議録
	高橋章郎	双極内回復過程と身体活動	日本作業療法学会抄録集	会議録
	山田京子	家庭内復帰に不安を示した育児中のうつ病患者に対する作業療法	日本作業療法学会抄録集	会議録
	村田早苗	うつ病に対する早期作業療法の効果―ISDAスコアの分析	日本作業療法学会抄録集	会議録
	富森美紗子	産後1カ月の育児困難感の背景要因についての検討(第2報)―うつ傾向になく育児困難感を抱く母親の背景要因	日本作業療法学会抄録集	会議録
	太田滋春	認知行動療法的アプローチと作業療法的アプローチの併用療法の試み―ストレス性疾患専門治療デイケアでの試み	日本心理学会大会発表論文集	会議録
	野木雄大	うつ病と腰痛との心理的要因―集団療法を通して	北海道作業療法	会議録
	井上和臣	【うつ病の作業療法最前線】うつ病に対する認知療法 急性期から維持期まで	作業療法ジャーナル	解説
	岡崎 渉	【うつ病の作業療法最前線】病院におけるうつ病の作業療法 事例を通してうつ病の作業療法を考える	作業療法ジャーナル	解説
	久保田佳子	【うつ病の作業療法最前線】精神保健福祉センター・デイケアにおけるうつ病患者復職リハビリテーション	作業療法ジャーナル	解説
	高野知樹	【うつ病の作業療法最前線】産業保健分野におけるうつ病対策	作業療法ジャーナル	解説
	堀田英樹	【うつ病の作業療法最前線】うつ病に対する作業療法の考え方―精神症状・状態像の理解に基づいた臨床の展開	作業療法ジャーナル	解説
	鈴木映二	【うつ病の作業療法最前線】うつ病の診断と薬物療法	作業療法ジャーナル	解説
	秋山 剛	【うつの臨床 うつ病の多様性】職場復帰援助プログラム	Pharma Medica	解説
	岡崎 渉	うつ病の復職支援	作業療法	解説
	仲本晴男	【Resilience(回復力)の視点からうつ病治療を見直す】Resilienceの視点からみた慢性うつ病への認知行動療法(CBT)とその実践	臨床精神薬理	解説

048

	北川信樹	職場のメンタルヘルス最前線 うつ病患者の復職支援の取り組みとその有効性	心身医学	原著
	髙橋章郎	うつ病の対象とした復職支援プログラム―プログラムのあり方と作業療法士の役割について	日本作業療法学会抄録集	会議録
	田口眞司	企業との連携が本人理解を促した一事例	日本作業療法学会抄録集	会議録
	富森美絵子	N市における妊産婦の抑うつ状態の経過とその要因―不調継続および改善の要因について	日本作業療法学会抄録集	会議録
	有馬祐美子	うつ病急性期におけるOT介入モデル開発に向けての考察	日本作業療法学会抄録集	会議録
	銀山章代	いきいき生きる―うつ病と作業療法	四條畷学園大学リハビリテーション学部紀要	解説
	緒方敬三	医療現場の精神科作業療法（臨床メモ）	熊本精協会誌	解説
2009	阿部哲敬	【うつ病のリハビリテーション】実践報告 うつ病の作業療法―心理教育の視点から	作業療法ジャーナル	解説
	蟻塚亮二	【うつ病のリハビリテーション】うつ病のリハビリテーションを捉えなおす	作業療法ジャーナル	解説
	宮崎宏興	【うつ病のリハビリテーション】うつ病の地域支援 就労支援を中心とした相談支援および日中活動の支援	作業療法ジャーナル	解説
	森本珠代	【うつ病のリハビリテーション】精神科病院での実践 クリニカルパスと作業療法	作業療法ジャーナル	解説
	田尻威雅	【うつ病のリハビリテーション】実践報告 うつ病の作業療法―認知行動療法	作業療法ジャーナル	解説
	納戸昌子	【うつ病のリハビリテーション】実践報告 うつ病の作業療法―うつ病のSSTの立場から	作業療法ジャーナル	解説
	来栖慶一	【うつ病のリハビリテーション】実践報告 うつ病の作業療法―病院におけるうつ病患者の家族支援	作業療法ジャーナル	解説

※2009年10月24日時点で医学中央雑誌Web版（医中誌Web）に掲載されたデータに基づく

病と作業療法に関するスタンダードな実践報告に加えて，2000年以降では対象者と治療構造の広がりと，精神科専門療法との併用について報告が充実してきている。

特に2008年以降では，産業保健分野で積極的に展開されている職場のメンタルヘルスに関する作業療法の実践報告が目立つ。うつ病と作業療法だけでなく，職場のメンタルヘルスに着目して特集が組まれた解説論文でその傾向がより強まっている。

しかし，「うつ病」と「作業療法」に関連した原著論文を抽出できたのは，これまでのところ6編であった。これらの原著論文の中には，「うつ病」や「作業療法」を挿話的に取り扱った論文もあるので，うつ病に対する作業療法を正面から考察した論文は数編であった。盛んに学会発表がなされてきている現状を考えると，原著論文数の増加に伴い，うつ病患者の回復プロセスを合理的に促進するOTが確立されるための多角的な検討が加えられていくであろうと思われる。

4. これまでの「うつ病に対する作業療法」の治療構造とプログラム

　過去に公表された文献をもとに，うつ病に対する作業療法について概観してきた。これまでの「うつ病に対する作業療法」の内容をより詳しく理解するために，実施内容の記述が比較的多い原著論文を取り上げて，うつ病に対する作業療法の構成の要となっている事柄について考えてみたい。

1) 対象者の属性

　まず診断については，「うつ病」という記載しかない報告が初期では目立つ。最近の報告では，アメリカ精神医学会の診断統計マニュアル（Diagnostic and Statistical Manual of Mental Disorders fourth edition; DSM-Ⅳ）やICD-10を用いた診断基準もみられる。また，「未熟型うつ病」といった臨床的類型に焦点を当てた事例検討もある。また，対象者の除外基準について明示したのは北川らの論文だけであった。例えば，希死念慮が強い，重度の身体合併症と器質的要因を伴う，双極性障害の診断がある，グループ活動が困難，といった事柄に該当する対象者を除外している。うつ病に対するOTの適応例については，さらに実証的な研究が必要である。今のところ除外基準の捉え方としては，治療プログラムに導入する際に困難が予想される目安と考えておくべきであろう。

2）治療プログラムと治療期間について

　うつ病患者を対象にした治療プログラムは，ほとんどの論文において院内のOTと精神科デイ・ケアで実施されていた。外来OTの場で実施していた報告もあった。治療プログラムの頻度は，週1回から週5回までと幅がある。対象者の回復段階に応じて上限を決めている報告もある。この治療プログラムの頻度は実施形態と関連していると思われる。個人OTのような場合だと週あたり4〜5回のほぼ毎日行われていた。6〜7人前後の集団療法的な準閉鎖集団であると週あたり1回というように回数は少ないようであった。

　治療期間についても様々である。ほぼ毎日実施される個人OTの場合では平均76日，別の論文では12週から16週であった。また，週あたり1回の頻度で実施される集団療法的なOTの場合では17回，別の論文では56回以上も継続して参加している報告もあった。

3）作業種目と治療効果について

　作業種目は，陶芸や手芸等の創作活動や，話し合いによる対人交流活動がほとんどであった。うつ病患者の病理現象と作業種目の相互関連性について検討した論文は少なく，浦部論文と西村論文だけであった。

　浦部論文では，OT導入期の要点として，①対象者の興味，②対象者の客観的な状態像に基づいてOTRが判断する遂行可能な作業種目の選択を挙げている。特に，病相期にある対象者は作業遂行能力が低い点を考慮して，対象者が病前に馴染んだ作業種目は採用しないことを指摘している。また，OTを通して獲得する対象者自身の洞察は，知的理解と言うより「体得的理解」に近いと考察している。さらに，OTRが治療的に操作する作業種目の巧みな構成は，対象者が「息の抜き方」を実地に即して学習できるので，うつ病患者への治療的アプローチとしての有効性を強調している。このように

して実施されるうつ病患者に対するOTは，精神療法などの他の治療法と併用することが望ましい点も述べている。

　西村論文では，精神力動的な観点から集団による陶芸活動の効用を考察している。例えば，土練りに伴う身体運動を通した緊張緩和，病棟で利用可能な作品づくりを通した自信の回復と社会参加である。陶芸による作品づくり，及びOTRと対象者の治療的相互交流を通して，うつ病患者の低い自己評価を中和するように働きかけ，温かみのある他者評価を与えていくことが対象者の回復プロセスを促すと考察している。また，対象者と治療者との間の性差を加味することで，うつ病患者の勤勉さから派生する競争的意識を減らし，委ね合うことができる発展的な治療関係の構築が期待できる点も述べている。

　両者共に，治療プログラムの進行に伴って，うつ病患者がみせるその人らしさという「地」が現れる点を述べている。つまり，うつ病患者が治療者や作業種目と治療の場に順応する一方で，勤勉さや熱心さの再現，遊び心を見失って没頭する態度といったうつ病患者に特徴的な性格傾向が出現してくる点を指摘している。これらは，うつ病患者の回復意欲の兆しの表れという評価ができる反面，挫折感をもたらす危うい時期であることを治療者に喚起している点で示唆に富む。

　このように，対象者個人を取り巻く社会的背景因子や障害性を理解して作業種目を適切に選択していくことは，うつ病に対する作業療法の効果を明らかにしていく上で重要であり，うつ病治療における作業療法が発展していくための課題である。

5. これからの「うつ病に対する作業療法」のあり方

　最近，うつ病が職場のメンタルヘルスの問題に関連して取りあげられることが多くなってきた。この点については，「うつ病」と「作業療法」をキーワードとする文献にもとづいて振り返った。それらの文献のテーマをみても従来のうつ病だけでなくさまざまなタイプのうつ病が議論されている。

　従来のうつ病とは几帳面，律儀といった「メランコリー親和型性格」や「執着性格」を背景とするうつ病のことを指す。これに対して，従来のうつ病の類型を満たさず，人間関係で生じた葛藤への反応や性格の偏り・未熟に伴って現れる等の新しいタイプのうつ病が議論されるようになった。

　こうしたうつ病に関する最近の議論に沿って「職場のメンタルヘルスに関連する作業療法」と「新しいタイプのうつ病に対する作業療法」について考えてみたい。

1) 職場のメンタルヘルスに関連する作業療法

(1) 労働者のメンタルヘルス不調に及ぼす職業性ストレス要因の調査

　筆者らは，製造業に従事する労働者を対象にして，メンタルヘルス不調に及ぼす職業性ストレス要因を調査した。その調査結果で得られた考察を紹介したい。

　1つは，メンタルヘルスが不調になってから回復を支援していくときのポイントである。まず，労働者自身がストレスへの自覚を高められるようにすることが必要である。ストレスへの自覚が乏しければ，回復の段階を推し進

められないと考えられるからである。そして，メンタルヘルス問題に関しては，自発的に産業保健スタッフに相談できるようなストレス対処技能を身につけることも必要である。労働者はストレスに起因する問題を自覚した後に速やかに相談することが望ましい。メンタルヘルス相談を上司や同僚に気軽に持ちかけることはできなくても，仕事上の利害が衝突しない立場の産業保健スタッフには容易に相談できる技能を身につけておくことは欠かせない。さらに，労働者の作業能力や作業耐性を強化しておくことも欠かせない。自らの体調に照らし合わせて仕事に取り組むことができなければ，仕事上の失敗が増えるであろうし，その失敗に対して自信を失ってしまうからである。

2つはメンタルヘルスの予防的な観点である。これには，心身の疲労を蓄積しないように規則正しく生活できることと，生活のなかで実行できる適度な運動や余暇活動が必要である。私たちの生活，とりわけ仕事は連続したサイクルをなした形で課題を与えられている。そのため，心身のわずかな疲労であってもその日のうちに解消されずに残っていると，日々疲労が蓄積していくことになる。こうした体調の下で生活ストレスが加重すると，うつ病などのストレス関連障害を引き起こすことになりかねない。余暇活動を充実させ，健康状態を維持していくためにも疲労が蓄積しない生活スケジュールが管理できることが必要になってくる。また，情緒的に円満で自尊感情がもてる人間関係づくりも必要である。人間関係でストレスを感じることはしばしば体験する事実であるが，そのようなストレスを低減し癒してくれるのも人間関係である。つまり，一方的な主張に偏らない人間関係づくりを目指していくことが求められる。そのためには，相手の主張に耳を傾けることは大事であるが，同時に人間関係のなかで生じた自分の考えや感情を相手に受け入れられるメッセージの伝え方を習得することである。そうしたお互いの意思伝達を受容しあえる人間関係づくりを意識しておくことも大切である。

このように，労働者のメンタルヘルス不調に関連する職業性ストレス要因を分析して，OTで介入するポイントを明らかにしていく試みは，OTが職場のメンタルヘルスを改善していくための手段を確立していく上で今後も必

要であると考える．

(2)うつ病患者の復職に向けたリハビリテーションの実践

　うつ病により休職した労働者の復職を支援していくOTとしては，岡崎らの取り組みがある．岡崎は，第42回日本作業療法学会の講演のなかで，うつ病の復職に向けたリハビリテーションの要点を3つ挙げている．

　1つ目は，「復職の準備性を高める」ことである．これは，OTに参加することによって復職を目指す対象者が，単に休養するだけでなく，規則正しく生活を整えて活動性を上げた状態を維持しておくと同時に，復職への進捗を作業療法士が調節するという治療的な関わりがポイントであるとしている．OTRが復職に向かう対象者の背中をいかに押すか，OTRによる適切な作業負荷のかけ方が要点としている．

　規則正しい生活を整えていくための工夫としては，作業療法プログラムを活用した睡眠時間の調整によって，復職後の通勤訓練として活用している．このとき，日常生活管理シートを用いて現在の生活上の行動の仕方を把握しやすくして，OTRと対象者が生活の組み立てを行って復職への準備を進めている．

　活動性の上げ方については，作業活動を通して，作業に取り組む前の段取り，作業への集中力と持続力，作業を遂行する上での判断力と問題解決力，作業への耐性といった仕事に必須な能力を回復していく．そのようにして対象者が活動性を上げていくなかで，対象者自身の体調を考慮してOTRは関わっていくことが大事である．対象者の体調を無視したOTRの関わりは，対象者の自己肯定感の低下につながるので注意が必要としている．

　また，自分の考えている事柄を上手に周囲の人たちに伝えていくコミュニケーション技能も高めておくことも必要としている．うつ病のある対象者は，自分よりも他者を優先しがちで秩序を守ろうとする行動特徴をしばしば示すという点において，特に自分の気持ちや考えを言葉にして伝えるコミュニケーション技能の訓練が必要であるとしている．このとき，作業活動に関連

させてコミュニケーションを図る機会を設けることや，焦点化されたロールプレイによる訓練もプログラムに組み込む工夫をしている。

　2つ目は，「再発予防に向けた対処を考える」ことである。対象者の復職準備性を整えるだけでなく，再発予防に役立つ対処技能が獲得できるよう支援していくことが必要であるという。これは，障害になる前の考え方と行動の仕方では再発につながる可能性が高いといったことが背景にある。これまでの対象者が馴染んできた考え方や物事への取り組み方を修正し，新たな選択肢を考慮して判断できるような対処技能の獲得が必須であるとしている。また，対象者はすぐに障害の改善を期待するのではなく，障害に関連する症状や病気の成り立ちについても学習を深める必要があるという。

　3つ目は，「復職の可能性を客観的に評価する」ことである。それによって，対象者が実際に活動できる程度と，仕事をするときの作業負荷に対する体調への影響度を事業場が理解できるためである。岡崎らは「総合評価表」，「現状報告書」，「自己評価表」を用いて対象者のリハビリテーションの進捗度を客観的に把握している。「総合評価表」では，作業療法プログラムの経過を踏まえた準備性の評価と，復職後の留意点を記載している。「現状報告書」では，対象者のプログラムへの参加状況と問題点を挙げ，対象者が復職する時期の判断と診断書の基礎データとなり，今後の見通しについて記載されている。「自己評価表」では，「総合評価表」の記載内容を対象者が分かるようにした評価表である。この自己評価表を用いて，スタッフと対象者の評価のズレを修正するために，両者で治療期間を振り返り，治療内容に関する共有化と現実吟味を深めることに役立てる。

　このような復職の手段として用いられる作業療法の実践は始まったばかりであり，今後の発展が大いに期待される領域である。

2）新しいタイプのうつ病に対する作業療法

　新しいタイプのうつ病について議論が活発になってきているが，それらの

うつ病に対する作業療法の実践は極めて乏しく，試行錯誤的な段階であると思われる。そのため，いくらか私見に偏るが新しいタイプのうつ病に対する作業療法の試論を述べてみたい。

ここでは，治療の時期を「導入期」，「回復期」，「集結期」に便宜的に分け，入院治療の場合を考えてみる。

(1)導入期

治療の場面で展開していくための治療者と対象者間の現実的な関係を育てることが初期の目標になる。この治療者―患者の関係性を育てることを意識しながらOTRは作業活動を用いる。このとき，作業活動に基づいて治療者と対象者の双方の役割が明らかになるように働きかける。例えば，物づくりにおいて「教える―習う」，対人交流活動においては「話す―聞く」，といったように作業活動を介した役割を構造化しておくことが必要になる。この役割に付随してくる作業療法の場におけるルールや，作業療法の場に集う患者やスタッフとの交流についても，折に触れて言語化できるようにしておく。

作業種目は，対象者の興味を考慮して選定していくが，あくまでも治療導入時点で客観的に把握できる対象者の身体機能と精神機能に基づいてOTRが決定していくことがよい。この理由として，対象者が馴染みの作業種目を選んで活動していくときに，対象者が作業種目を通して培ってきた経験が再現されやすく，治療者と対象者の役割が不安定になることによって，これから対象者が身につけようとする物事の捉え方や行動の仕方を新たに獲得するときの妨げになるからである。当然，決定された作業種目はOTRが熟知していなければならない。

こうして，最初に治療者と対象者の役割を明確に位置づけることによって，対象者がこれまでの生活のなかでつまずくきっかけとなっていた「クセ」が顕わになりやすくなり，治療者と対象者が共有できる問題点を認識しやすくなる。

そして，対象者の身体機能と精神機能を考慮して決定された作業活動は，作業活動が具備しているほどよい現実的な抵抗を乗り越える仕掛けを内蔵し

ているため，対象者に達成感をもたらすと考えられる。そのことによって，脳や身体機能の再学習を促し，健康的な生活を再構築していくための準備が進めやすくなる。

(2) 回復期

この時期では，明確にされた治療者と対象者の役割や作業活動を軸にして現れる問題に焦点をあてて関わっていく。

まず，対象者が作業療法に参加していくなかで現してくる行動上の変化の兆しを，OTRが的確に捉えて対象者にフィードバックしていくことが重要である。回復期の対象者は，導入期の姿と異なる本来の自分らしさを治療者に示してくる。

例えば，導入期では体調不良になると作業療法に参加できなかった対象者が，回復期では泣き言や弱音を吐いてでも作業療法に参加できるようになってきている，あるいは，自信がない作業活動に対して気後れしていた対象者が，難なく作業活動に取り掛かっているときがそうである。

その好ましい変化に対して，ゲームやスポーツ等の競争的な要素が盛り込まれている作業活動において，導入期では勝敗にこだわらない気楽で円満な態度であった対象者が，回復期になると勝負に熱くなってしまい攻撃心をむき出しにしてしまうような疎ましい行動の現れ方もある。

そのようにして対象者が示す行動上の変化を作業療法士は見逃すことなく取り挙げて，歪曲した自己評価を正すような温かみのある態度で接していくことが大切である。

そのことと同時に，治療者は対象者の好ましい態度を回復途上の改善の兆しとして受け取り，一方の疎ましい態度が回復の停滞になっていると鵜呑みにしてはならない。それは，対象者の好ましい態度は，作業療法の場における役割と作業活動への過剰に適応した姿であるかもしれないからである。また，疎ましい態度は，対象者の社会生活機能を低下させた障害の核心であるかもしれず，改めて治療目標として採用できる可能性を治療者がよく吟味す

る必要がある。

このように，対象者が現す本来の姿を治療者はそのまま受け取るのではなく，表面上の対象者の健康的な姿が裏面では病的であるかもしれないし，あるいはその逆もあるかもしれないと勘案することによって，回復期で対象者が現す行動上の二面性を熟慮しなければならない。

つまりOTRは，対象者が作業療法の場に慣れるのを確かめながら，対象者の行動上の二面性を考慮した適切なフィードバックを与えて，対象者が作業活動を体験的に理解できるよう現実を吟味する力を養っていけるよう関わっていくことが必要になってくる。

(3) 集結期

集結期において対象者に提供する作業活動は，対象者の経験のなかに取り込んでいける作業活動の組み合わせが必要である。有形・無形の物づくりによる作品の完成を目指す，あるいは人との交流によって自尊感情を確かめる人間関係づくりが治療手段の作業活動として大部分は採用される。OTRは，この時期の対象者に対して社会復帰後の役割や仕事への従事に耐えられるように作業活動を配置する。学生であれば学業，会社員であれば復職後の仕事内容，主婦であれば家業というように社会復帰後の役割に照らし合わせて作業活動を選択していく必要がある。

一方で，そのような社会復帰後の役割とは直接関連がないような作業活動も対象者の健康的側面の開発に役立つ。例えば，芸術活動やスポーツ活動は社会復帰後の役割に直接役立たないかもしれない。しかし，そのような作業活動が対象者の経験に成功体験として取り込まれることによって，社会復帰を実現していく上での満足感と充足感を対象者自身にもたらすと考えられるからである。このとき，OTRは対象者が人間関係のなかで自己を適切に位置づけ，妥当な自己能力評価が保てるように対象者が取り組む作業活動を巧みにアレンジしておく工夫も必要となる。

6. まとめ

　うつ病の回復過程で対象者の新たな生活を築くと共に，よりよく暮らしていくことに役立つ治療法の1つとしてOTが期待されている考えをたどりながら，うつ病に対するOTについて報告された論文を参照して，これまでの知見を整理してみた。うつ病に対するOTは，標準化された治療プログラムが確立されておらず，今後の実践に裏打ちされた研究成果に期待が寄せられる。本書では，第Ⅳ章に詳細が述べられている。

　うつ病に対するOTがこれから発展していくためには，OTRの飽くなき探求心の持続とたゆみなく専門技術を向上させていく努力が必須である。そのためにも，本書で紹介するうつ病に対するOTの経験を踏まえ，新たな知見の積み重ねによって，うつ病から回復しようとする対象者の健康を高め，生活の再建と支援に役立つことが強く期待される。

第Ⅲ章 うつ病治療におけるチーム医療の考え方

　第Ⅱ章で解説したように，今後のうつ病治療では根拠に裏打ちされたより良い作業療法が必要であり，そのためには現在の作業療法をさらに発展させなければならない。そして，その作業療法をリハビリテーションにおいて十分に発揮するためにはチーム医療が十分に機能することが求められる。

　この章では医療におけるチームの概念について整理し，うつ病患者のためのチーム医療における作業療法士の専門性と特殊性について，うつ病患者の専門入院治療病棟を日本において初めて実施した，福岡県大牟田市にある不知火病院ストレスケア病棟（不知火病院）の実践を例にして解説する。

1. チーム医療からみた作業療法

1)チーム医療とは何か

　過去の日本における医療は,「治療を患者に施す」という父権主義的思考が強く, 患者もまたそれに従わざるをえない状況であった。しかし, 現在では「患者も参加した治療」が医療における常識であり, 患者も自らの思いを素直に医療従事者へ述べることができるようになった。その治療環境を促進した分野がリハビリテーションであり,「チーム医療」の理念が大きく影響している。チーム医療の治療環境は, リハビリテーションの創成期より, 積極的に取り組まれてきた。近年では必須な医療環境モデルとされており, その理想モデルは図Ⅲ-1で示すように, 医療従事者がお互いの専門性や特殊性を出し合い,「患者中心の医療」を展開しようというものである。これらは, うつ病治療におけるチーム医療のあり方も同様であり, 各病院のチーム医療の成熟度がうつ病患者の回復を左右しているといっても過言ではない。

　チーム医療の形態は, 患者の回復レベル, 障害の状態, ニーズによって異なる。山根(2000)はチームアプローチや医療の形態を外科型,救急型,支援型,参加型と分類している(表Ⅲ-1)が, 病院におけるうつ病患者のチーム医療の形態は「支援型」と「参加型」が主である。また,「チームアプローチに関連する機関と人」として, 図Ⅲ-2が紹介されている。この図で重要なことは, 図における矢印をより確実な線にするために, 各専門職が与えられた役割を理解し, 患者のために必要な医療を提供することである。精神科リハビリテーションを展開するためには, 各専門職同士(作業療法士,医師,看護師,

表Ⅲ-1 チームアプローチの形態

形 態	対 象	目 的	構 造
外科型	安静が必要な急性期を離脱した状態の人	機能障害の軽減,休息安全の保障	縦型の構成的専門職集団
救急型	危機介入や入院援助など突発的で緊急の対処が必要な人	不安の解消,安全の保障	専門職のキーパーソンを中心とした非構成的専門職集団
支援型	回復期を中心に維持期にかけてのリハビリテーションが必要な人,もしくは日常的に生活支援が必要な人	社会復帰支援	利用者を主体に,専門職を中心とした緩やかな構成的集団
参加型	回復期から主に維持期におけるリハビリテーションで,部分的支援があれば地域で生活できる状態の人	社会参加支援,再発予防	利用者を主体に,キーパーソンを中心とした専門職,非専門職からなる非構成的集団

薬剤師,精神保健福祉士,臨床心理士,栄養士)の連携が必要である。そうすることで,患者のより客観的で,多面的な評価が可能になり,一専門職が患者を抱え込むなどの状態を予防することができる。また,チーム医療(チームワーム)を築き上げるためには,各専門職同士の意見交換を密に行うことが必要であり,その中で意見の相違を認識し,責任の所在を明確にすることも必要である。

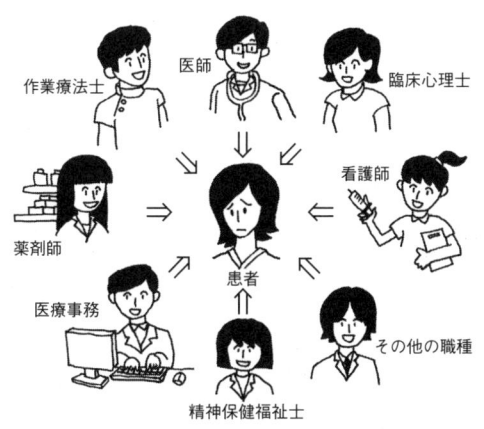

図Ⅲ-1 各専門職が十分な支援を患者に提供するためには,分業より共業というチーム医療のあり方が重要である。

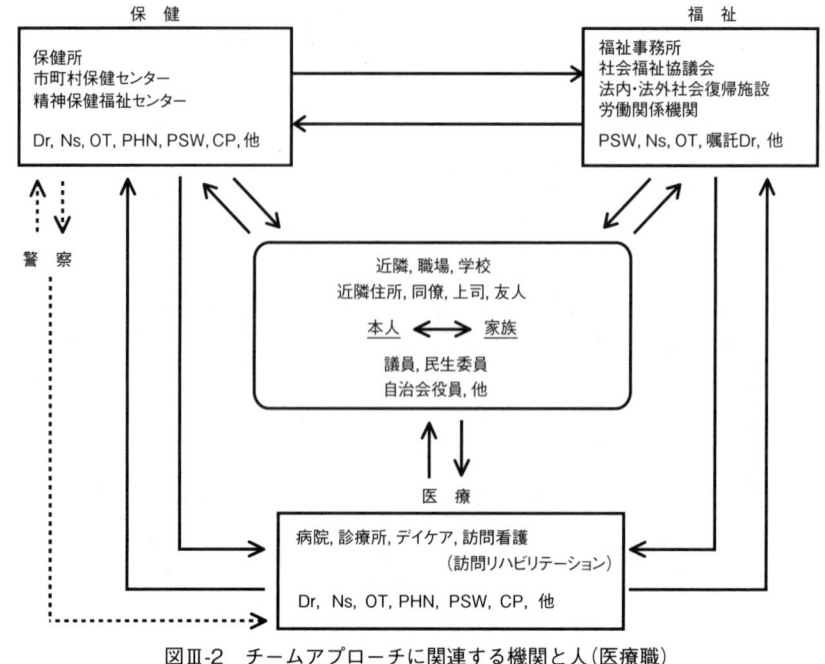

```
         保 健                                    福 祉
┌─────────────────────┐              ┌─────────────────────┐
│ 保健所              │ ───────────> │ 福祉事務所          │
│ 市町村保健センター  │ <─────────── │ 社会福祉協議会      │
│ 精神保健福祉センター│              │ 法内・法外社会復帰施設│
│                     │              │ 労働関係機関        │
│ Dr, Ns, OT, PHN, PSW, CP, 他 │    │ PSW, Ns, OT, 嘱託Dr, 他 │
└─────────────────────┘              └─────────────────────┘
```

図Ⅲ-2 チームアプローチに関連する機関と人(医療職)

Dr：医師(診断、症状把握、医学的目標提示、薬物処方)
Ns：看護師(症状管理、生活の安定)
OT：作業療法士(具体的活動による支援、評価、情報提供)
PHN：保健師(療養指導、健康教育)
PSW：精神保健福祉士(社会支援適用、環境調整)
CP：臨床心理技術者(心理検査、心理教育、家族内力動調整)

　そして，うつ病患者の回復にもっとも影響がおよび，かつチーム医療の開始初期から明確な位置づけが必要な存在は「家族」である。家族の協力如何によっては症状と障害の回復に大きく影響する。うつ病治療においては，家族支援も大きな柱の1つである。

　以下に各専門職と家族の役割をまとめる。なお，作業療法士の役割は後の項で述べる。

　医師：診断と症状の内容や程度の見極め，医学的目標の提示と適切な薬物処方を行う。また，チーム医療を展開する上ではチームの責任者であり，治療プログラムをマネージメントし，患者と家族（関係者）に適宜適切な情報

を提供しなければならない。

　看護師：基本的業務の幅が広いが，日常的なかかわりを通した症状管理と基本的な生活の安定をはかる。また，治療と病棟生活をつなぎ，さらに健康管理に必要な具体的な行動や知識を指導する役割を担っている。

　薬剤師：患者に対して，症状に応じて医薬品の名前，保管上の注意，効能，効果，副作用などについて正確な情報提供や説明を行う。服薬管理指導では，薬の副作用などを教育し，患者が安心して服薬できる環境づくりを行う。

　臨床心理士：心理療法，心理検査，心理教育，家族からの相談窓口の役割も果たす。臨床心理士が行う検査の結果などは，患者の回復判定や治療プログラムの立案に欠かせない情報である。

　精神保健福祉士：患者が病院から社会復帰する場合に，社会生活環境を調査し，どのような課題があるかを検討する。また，患者や家族の社会的課題を整理し，問題の軽減を図るために，関係機関や社会資源の情報提供を行う。そして，社会資源を適用し生活環境を調整する。

　管理栄養士：患者の回復を食事から促すために，栄養管理を担い，栄養面から健康の管理を行う。また，患者にとって病院生活では食事が一番の楽しみの1つである。回復の状態を情報として受け，それに応じたメニューの立案や栄養バランスの設定を行う。

　家族（友人）：調査でも明らかにされているように，身近に誠意ある態度で接してくれる人がいる場合，また家族からの支えが強い場合は，うつ病になりにくいといわれている。家族は患者にとって一番の理解者であって，支援者でもある。言い換えれば，そうあらなければならない。治療期間中は，患者の症状から生まれる状態を受け止め，支持的に接することが望ましい。しかし，家族もまた患者の発症を期に，同様のストレスを抱えているケースが多いため，関わる医療従事者は家族への要求内容を冷静に判断しなければならない。

　精神科リハビリテーションだけでなく，うつ病のリハビリテーションにお

いても，各職種が自分の専門性を背景に責任をおいながら，自らの役割を担っている。しかし，それは他職種での分業ではなく協業によって，(1) 目標設定の共通化，(2) 基本方針の統一認識，(3) 治療プログラムの明確化，(4) チームにおける役割分担，(5) チーム医療を形成しようとする意識と実行するための環境整備を十分に議論，認識し，患者にとってもっとも円滑で効果的な治療を検討する必要がある。そのため，チーム医療が困難になった時には，表Ⅲ-2の5点を再確認する必要がある。これらの要素を構成するためには，構成員間の良質なコミュニケーションが求められ，さらに構成員個々の足りない部分などを工夫して解決していくなどの努力が必要である。

表Ⅲ-2　チーム医療が困難になった時の点検項目

1．チーム内での「目的・目標の共有」
2．チーム内での「相手の能力・こちらの能力」を知る
3．チーム内の「対等平等性・直接性」
4．チーム内の「不足の感覚・工夫の感覚」
5．チームの「環境整備」

(野中猛 著，精神障害リハビリテーションにおけるチームアプローチ概論，1999，一部改変)

しかし，これらの点を実行していても各病院の特性や個人的感情が摩擦を生み，連携がうまくいかず，患者に良質な医療が届かないという事態が生じることがある。このような事態には以下の3点を再考し，表Ⅲ-3の事項を確

表Ⅲ-3　チームアプローチに必要な要素

1．支援が対象中心であるか
2．支援が対象主導であるか
3．ケース会議・ケア会議への対象者の参加を積極的に図っているか
4．自分のいまある施設やサービスなどの既存のサービスをあてがうのではなく，対象者個々のニーズに合わせて支援やコーディネートを組み立て連携をしているか

(香山明美，小林正義，鶴見隆彦 編，精神障害作用療法，2007．一部改変)

認する必要があるとされている。
　①本人が望む（声にならない場合も含む）最も良い支援やケアは何なのか。
　②対立するチーム構成員の主張をその構成員の立場になって再考する。
　③②を行った上で，患者を交えた検討会を行う。
　これらを検討するための会議はできるだけ回数を行うことが望ましく，部門を超えた積極的な専門職同士のコミュニケーションが必要である。

2）精神科における作業療法士の役割

　精神科における作業療法は，個人または集団に対して様々な作業活動や遊びを関わりの媒介として用い，対象者の残存機能（身体・精神）の維持と向上を図り，障害によって目立たなくなってしまっている健康的な機能を引き出し，社会適応を高めるための経験と学習を促進させていくリハビリテーションである。

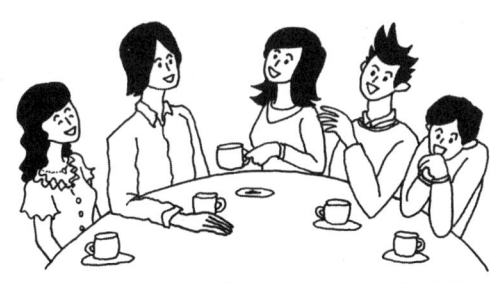

図Ⅲ-3　作業療法士は「集団と個人」の関係を学術的に理解している。よって，社会における患者の状況を評価・推測し，社会（集団）適応に必要な能力を集団活動を用いて訓練する。

　精神科において作業療法の重要な1つの役割としては，患者が障害をもっていても「〜が行えるようになりたい」という意欲にもとづき，あるいは意欲を引き出しながら，その患者にとって大切な作業活動にアプローチすることである。例えば，人が最も大切にしなければならない作業活動の1つに，「職業（生業）」が挙げられるが，その作業活動（職業）は非常に大きなストレス

因子となり，うつ病患者にとっては，うつ症状を再燃させる，リスクの高い作業活動といえる。しかし，我々が生きていく上では継続しなければならない作業活動でもある。

うつ病患者が，「仕事に復帰したい」「仕事を継続してできる体になりたい」と希望すれば，作業療法士はその患者が仕事を継続して行えるようになるための治療や訓練を立案するために，ストレス要因を精査し，同じパターンによってストレスを発生させないような作業方法や再発しないための作業などを提供し，方法（手段）を変えて作業活動が遂行できるようアプローチする。つまり，作業療法士には，患者の大切な作業を明確にし，患者の心身機能を評価し，患者が再発しないよう，また作業活動が遂行，継続できるように援助する役割を担っている。

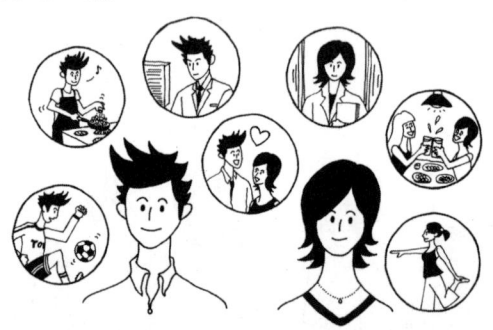

図Ⅲ-4 作業療法士は，患者が生活において「したいと思う活動」「する必要がある活動」「することを期待されている活動」を精査し，それを踏まえたアプローチを実施しなければならない。

そもそも，作業療法のアプローチモデルは，表Ⅲ-4で示すように，医学モデルと生活モデルに分けることができる。医学モデルとは，機能障害をできるだけ回復，軽減させるものであり，生活モデルは，障害を受けた機能を他の機能や道具，社会資源などで補い（代償）目的を達成する方法を指導するのである。

作業療法士が担う役割をまとめると以下の4点に集約される。
(1) 患者および対象者の評価

表Ⅲ-4　概念援助モデル

モデル	概念	援助関係
医学モデル	疾病，障害，問題などの個人のネガティブな事象を評価し，解明し，除去ないし解決をはかる過程	縦関係（する・される）
生活モデル	疾病，障害，問題などは社会環境から引き起こされるものとみなし，疾病はその個人の一部（個性）としてとらえ，ポジティブな事象を評価し，成長を促し，足りない面には補うシステムや技法によって生活を満たす過程	横関係（ともに）

(香山明美，小林正義，鶴見隆彦 編，精神障害作用療法，2007.一部改変)

活動状況や日常生活から患者の様々な心身機能，身体構造，活動制限，参加制約，環境因子，個人因子など，について捉える。

(2) 作業療法による訓練と治療の実施

作業活動の持ちうる治療的効果，集団の持ちうる治療的効果を用いて訓練や治療に生かす。

(3) 予後の予測

作業療法評価に基づき，予測される変化やアクシデントの可能性について推測する。

(4) 情報の開示と説明

得た情報を医師をはじめとする他部門に伝達し，必要に応じて患者本人にも伝達する。

上記した(1)～(4)は常に同時並行にて実施され，繰り返されるものである。次に，作業療法において，治療と訓練の内容を大きく左右する評価内容について，一部ではあるが代表的な項目を列挙する。

・作業能力（理解力，構成力，作業スピード，完成度，作業パターンなど）
・対人関係能力（言語表現力，非言語的表現力，距離感など）
・集団適応能力（社会性，協調性など）
・精神機能（認知能力，思考力，創造力，集中力，注意力，判断力，情緒，情動など）
・身体機能（体力，持久・耐久力，ボディ・イメージ，身体感覚など）
・自己評価（過小評価・過大評価）

・心理状態（疲労，混乱，攻撃性，衝動性，依存性など）

　上記した内容が全てではない。細分化すれば様々な側面が更に列挙される。これらの項目などについて，様々な活動場面を通して総合的に評価していくことになる。もちろん患者や対象者によって，優先すべき評価項目は異なってくる。

　作業療法の実施においてはこれらの評価が重要な鍵を握るわけであるが，プログラムの選択に関しては，これらのOT目線での情報のみならず，医学的情報や社会・経済的情報そして個人史を判断材料にしなくてはならない。最終的な決定は対象者との面接においてこれらの多くの情報をベースに本人の希望と作業療法士の専門的知見をすり合わせる形で行われる。実際の作業療法場面において作業療法士は対象者と直接的あるいは間接的に関わりながら様子を観察，評価していく。現時点での心身機能の状態や対人・集団適応力，作業パターン等がその中心となる。何ができて何ができず，どの部分をどの程度サポートすることが対象者の力を引き出し高めることに繋がるのか，どういったアクシデントの発生が示唆されるのかなどを考える。得られた情報はカンファレンスにおいて発信し，他部門との情報交換の末にアプローチ

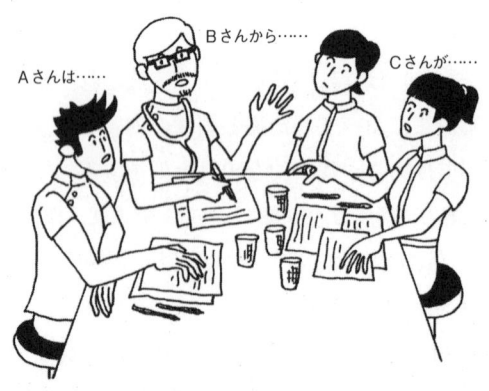

図Ⅲ-5　日々繰り返されるカンファレンスは患者の治療や方針を定める重要な場である。カンファレンスは全部門が一堂に会して行われることが基本である。

について検討を行う。情報交換の場は主に全職種が一堂に会するカンファレンスとなるが，必要に応じて交わされる立ち話なども意外と重要だったりする。また場合によっては患者本人にフィードバック（直面化などともいう）を実行することがある。評価の中のどの部分をどのような言葉を使ってどのような伝え方をするか（教育的・支持的・自省促進的など），現場で行うのか場所を移して行うのかなどは治療者の感覚に頼るところが大きいのも事実であるが，実際の活動場面で発生した事実に基づいてフィードバックすることは何よりも説得力があり，患者本人も理解を得やすいのである。要はタイミングを逃さないうちに必要な相手に伝えることである。

不知火病院ではクリニカルパスを軸として情報を共有し，患者の治療経過と治療方針をより適切なものへと導いている。

2. クリニカルパスを通してのチーム医療

1) クリニカルパスにおける作業療法

　精神科医療において「クリニカルパス」を軸として用いている病院も最近は少なくはなく，多くの実践報告もなされている（クリニカルパスに関する詳細は今回割愛させていただく）。クリニカルパスは経済的な効率性を高めることに加え，患者の入院生活という時間軸に沿って必要な治療や看護，検査，援助が漏れることなく適切に提供されるために導入されるものであり，不知火病院においても1997年よりクリニカルパスを導入し，医療や看護の質の向上と標準化を目指して取り組んできた。

　クリニカルパスにおいて作業療法は概ね3～4週目に具体的な導入が決定され，治療方針に沿って主にどの部分に焦点を当ててリハビリテーションと評価を行い，情報提供をしていくかが検討される。作業療法士はその指針に沿って患者とともに作業療法目標を検討，共有しながら作業療法計画を練っていく。この導入面接はその後の作業療法への適応を左右する影響を持っているといっても過言ではないほど重要なものになる。いかに患者本人に作業療法の意味や意義を持たせられるかもテクニックの1つである。

　このように初期設定の後アプローチと評価を繰り返すことになるのだが，病態の時期によってリハビリテーション目標は異なってくる。例えば病態期を3つの時期に分けたとする。クリニカルパスではこの病態期ごとに作業療法の経過と評価が報告され，そこからの治療の目標について新たな設定がなされる。治療初期においては活動性の向上やそれに伴う生活リズムの建て直

しなどが主な目標となってくるが，治療半ばになってくるとその本質についての評価や患者本人へのフィードバックなどのより具体的なやりとりが始まり，治療後期になるとそのフィードバックに基づいてグループでの過ごし方，言動などの適応を意識的に修正していくような実践的なトレーニングも進めていくようになる。このように退院に近づくほどより細やかに患者のつまずきの原因となっているものへの焦点化が進み，患者自身にも治療自体に負荷がかかってくるのである。つまり，入院生活自体をいかに社会生活に近いものにしていくかがポイントとなる。

不知火病院では病態期を療養期，治療期，退院準備期の三期にわけて治療を展開しているためその流れを簡単にご紹介してみたい。

(1) ケース1（クリニカルパスに添った作業療法展開の一例〜Aさん〜）

①療養期（アセスメント期）〜入院から概ね4週目まで

某企業で事務職をされている男性Aさんの入院が決まりました。すでに外来においてAさんを中心に家族，医師，精神保健福祉士らとで入院にいたった経過やおおまかな治療方針，退院目標などが決定されています。Aさんは退院後の復職を希望しています。オリエンテーションで病棟概要の説明や治療・検査スケジュールの案内がなされた後，担当の看護師，臨床心理士，精神保健福祉士，作業療法士とで顔合わせも含めたミーティングが開かれます。そこでは退院目標の再確認と各職種からのアプローチ方法の説明などが行われます。作業療法は心身ともに負荷の少ない種目からのスタートとなり，緩やかな枠組みの中でAさんはまず疲労軽減を第一に静養に努める時期を過ごすことになります。慣れない病院生活と復職への焦りから情動不安定なAさんに対してスタッフは傾聴と共感を通じて支持的な関わりを目指します。

②治療期〜5週目から概ね8週目まで

静養を第一目標にして療養期を過ごしたAさんについて治療期に移行するか否か，そして本格的な作業療法をスタートするかなどをカンファレンスにおいて検討します。Aさんは不定期ながら自分のペースで作業療法に参加

していることが報告され，病棟生活においても外出や無理な交流は避けながら静養に意識を置いて過ごしていることが確認されました。

臨床心理士による心理検査の結果やその他の各種検査結果，データなども報告され，少しずつAさんの全体像が立体的になっていきます。

結果，治療期への移行が決定し作業療法士は作業療法をより具体的に，治療的に設定するためにAさんと個人面接を実施します。カンファレンスで持ち寄られた情報をヒントに作業療法においての意義，目的，リハビリテーション目標を絞り込む作業が行われます。それに添ってこれまでは緩やかに設定されていた活動の枠付けを行い，どのような活動を利用していくか，どこに意識を持ちながら取り組むべきかといった治療契約を改めて結びます。ここからは徐々に規則的な活動参加を促しながら生活リズムの再構築と共に心身の回復段階について自身で感じてもらいます。治療枠の設定が具体的になれば，観察から得られる評価もより具体的になっていきます。そうして個別性の高い課題を焦点化し，本格的なリハビリテーションがスタートします。Aさんは仕事に対しての考え方とともに現実的には作業の進め方，コミュニケーションの取り方に問題がありそうでした。

このように治療期は入院生活の中での1つのターニングポイントとして，多くの意味で重要な期間となります。

③退院準備期〜9週目から概ね12週目まで

治療期移行時と同じように，カンファレンスにおいてAさんの退院準備期への移行が検討されます。比較的順調に入院治療を進めてきたAさんの退院準備期への移行が決まり，いよいよ入院生活も終盤に入ります。治療期間全体をみれば残り3分の1となり，まとめの時期といっても良いでしょう。この時期に入ると大抵の場合で課題点が浮き彫りになっており，Aさんの人物像もかなり立体化しています。職種ごとに焦点を絞ったアプローチが進んでおり，作業療法においては治療期に引き続いて作業パターンとコミュニケーションに焦点を当てたアプローチが継続されています。一方で「退院」「復職」という現実が迫るにつれて膨れ上がる不安と焦燥感について取り上

げ，似たような境遇にある他の患者とのグループワークを設けて共有と軽減を図ります．また，不知火病院には入院中から外来の復職訓練グループへの参加ができる「プレデイケアシステム」もあり，カンファレンスでの判断によっては退院前1カ月間限定で利用することも可能となります．

栄養指導や服薬指導なども含め他部門でも退院への最終調整が始まり，医師や精神保健福祉士による上司面談や家族面談などが実施され具体的な退院準備・調整が進みます．

2) クリニカルパスの困難例

クリニカルパスにより様々な意味で入院治療の効率性と安全性が確かめられているなか，近年，精神科におけるクリニカルパスの在り方について様々な異論が唱えられるようになってきているのも事実である．次にクリニカルパス適応の困難例を示す．

(1) 時間軸の経過と患者の主観的な回復感とにズレが生じる

治療や訓練の時間が経過したからといって必ずしも患者は回復したと感じていない

(2) パーソナリティに問題のある患者など疾患の多様化・複雑化に伴い標準化した基準の設定が困難である

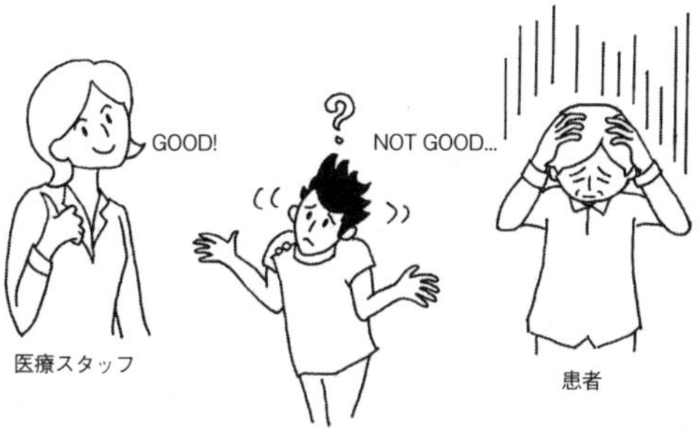

図Ⅲ-6 治療や作業療法が経過し，医療スタッフが随分回復したと評価していても，患者はそれほど回復感を感じていないケースがある．

第Ⅲ章 うつ病治療におけるチーム医療の考え方　077

疾患が多様化，複雑化すればするほど一定の基準を設けること自体が難しくなる
(3) 治療に対するモチベーションが低く，医療に対して攻撃性などを示しやすいため容易にパスの基準枠から逸脱してしまう
　パスの基準枠から外れた患者は「治療にのらない患者」としてのレッテルが容易に貼られてしまう

　これらのことから言えるのは標準化されたものだけでは拾いきれない患者の個別性が出てきたということである。その個別性こそ本来，最も重要視されるべき点であり，治療を展開していく上での大きな鍵となるものである。例えば先の例で言うと，「どうしてモチベーションが低いのか？」「患者の示す攻撃性はどこから来るものなのか？」ということを拾い考えていくことが始まりであると言える。ある患者が作業療法の導入に拒否を示したとしよう。「クリニカルパスでは開始時期なのに適応が悪い」というように表面的な事象のみに捉われず，拒否したい意味を患者と対話によって考えてみるのである。この「対話」を保障し，個別性を拾おうとして開発されたものが不知火病院の「パーソナルパス」である。

3)パーソナルパスという考え方

　パーソナルパスはクリニカルパスへのアンチテーゼ的な観点から，不知火病院で開発されたものであるが，クリニカルパスを否定するものではないことを前置する。パーソナルパスは先述の通りクリニカルパスという治療枠（時間軸）の中での患者を捉えるだけでなく，治療枠を通して患者を考えることを目的としている。パーソナルパスでは入院時に患者本人と家族，主治医，精神保健福祉士とで退院後の方針を決定する。その方針に基づいて各職種が目標達成指向で必要な治療，支援を行う。その中心となるパーソナルパスシートには退院後の方針とともに臨床心理士によって実施された心理検

査尺度の結果を数値化またはグラフ化されたもの，それに加えて作業療法の出席率が記載されている。このシートは各病態期によって（計3回）作成されるため，示された（変化した）心理特性や行動特性をもとに受け持ちの看護師をはじめ，作業療法士などが適宜面接を実施することで治療の動機づけや意味づけなどが繰り返しなされることになる。例えば「疲労度」で高い数値を示す患者が作業療法の出席率でオーバーワークを示したとしたら，疲れをとるために70〜80％に抑える工夫が必要かもしれない。反対に出席率が10％としたらどうして参加できないでいるのか，その部分についての対話が生まれるのである。

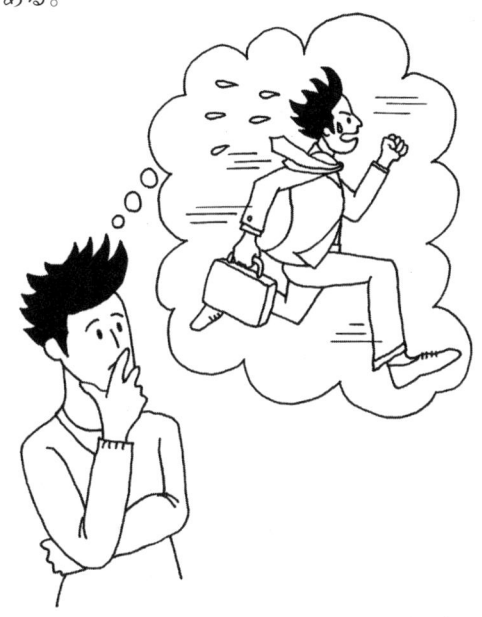

図Ⅲ-7　患者が入院する前にとっていた行動を自ら振り返り，それを客観的に整理してもらう。そして，ストレスをため込まない仕事の仕方やペース配分を共に検討していくことが必要である。

患者自身も自分の特徴がグラフなどによって可視化されるため治療に向かい合いやすく，治療者との目標の共有や治療的な介入のポイントがより明確になるのである。このパーソナルパスシートを材料に治療者と患者が接点を

持ち続けることが重要であり，すべての治療の原点が患者とのコミュニケーションにあると考えるものである。

このようにクリニカルパスでは治療枠（時間軸）の中で症状の変化に焦点が当てられるのに対して，パーソナルパスでは患者ペースの中での個別性（パーソナリティ）の変化に焦点を当てて寄り添うことを目的としている。つまり，クリニカルパスが進行する中で並行してパーソナルパスが実行されることで相補的な医療の展開を目指しているのである。

(1)ケース2（チームで関わった一例〜Kさん〜）

20歳代，女性のKさんは幾つかの職を転々としているフリーター。作業療法には概ね基準どおりに4週目に具体的導入が決定しました。主治医からは治療方針決定のための情報収集を中心に生活リズムの構築を目標としてオーダーが出されました。Kさんは作業療法の具体的導入にも比較的前向きな感じでした。なかなか朝起きることができない状態だった彼女には生活リズムの構築を第一の目標として導入を図りました。作業療法士は負荷の低い活動設定を用いましたが活動の様子から何か情報を得ようという考えがありました。ところが，彼女は療養期から真面目に活動に参加しており，活動中にも目立った言動が観察されず，一見真面目な適応をしているように見受けられました。

その後，治療期に入りパーソナルパスシートの記載事項（検査結果など）を基に再び面接を実施し，作業療法の出席率がすでに高いこと等を中心にフィードバックを行うと，彼女はこんなことを話してくれました。

「私は○○○○（本名）という人物を作ってきたような気がします」と。

この時，作業療法士は彼女がどうして真面目に作業療法に出席していたのか，何も問題が見当たらなかったかということが少し解ったように思えたのでした。つまり，療養期で体調がまだ思わしくない時にも恐らく無理をして作業療法に出席していたのでしょう。「自分を表現すること」を抑えているのではないだろうかと推察したのです。そのことを話すと家庭での振舞いも

そうであったことを振り返ってくれました。彼女は家族の平和を保つために家族に迷惑をかけない『いい子』を演じなければならなかったのかもしれません。

そこで，治療期からは人付き合い，物事との付き合いにおいて「自分らしさを表現すること」を目標としました。ある日，彼女はまだ参加したことのないスポーツへの参加を打診してきました。そこで作業療法士は彼女を呼び止めて「あなたが行きたいと思ったのですか？」と尋ねると「〇〇さんに誘われたから……」との返答。作業療法士は「ここで行かないこともあなたには大切なことかもしれませんね」と返し，参加を思いとどまらせたのです。

このようなことが度々あり，臨床心理士によるカウンセリングの中でも話

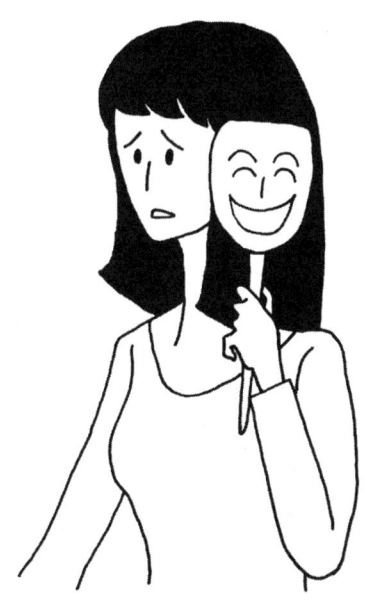

図Ⅲ-8　うつ症状や行動面の問題が観察されない患者であっても，治療訓練場面では無理を(過剰適応)しているケースが多く，それは患者が演じている別の自分であって，その行動様式がストレスをため込む要因である可能性が考えられる。

題の中心として取り上げられました。職場で自分を表現しなければならない場面になるとその場からいなくなってしまうことで事を済ませてきたというのです。職を転々としてきた理由がわかるような話でした。それから彼女は退院準備期を迎え，これまで拒み続けてきた活動（表現の機会が設けられている）への参加を決意し，少しずつグループの中で口を開いてくれるようになったのです。もちろんこの経緯は随時主治医に伝達されており，受け持ちの看護師が彼女の心理的なサポートにも回ってくれていました。この時期を乗り越え自分自身に少しばかりの自信を得た彼女をみて主治医は退院日設定の方針を固め，精神保健福祉士とともに退院後の生活設計について具体的な協議に入っていったのでした。

3. うつ病治療におけるチームの役割

1) チームの役割-その1

患者像を作り上げていく上では様々な情報が必要となる。各々の職種の主な役割を簡単に紹介する。

医師：治療の舵取り，精神療法，薬物療法，家族面談

看護師：看護，面談

補助看護師：生活訓練・支援，身辺活動補助

臨床心理士：心理検査の施行，カウンセリング

精神保健福祉士：行政機関・地域との連携，家族・職場調整，生活相談

カウンセリングナース：カウンセリング（不知火病院における独自の職種）

　※カウンセリング技術を習得した看護師

薬剤師：調剤，服薬指導

栄養士：栄養指導

作業療法士：作業療法の実施

※作業療法活動に作業療法士以外の職種がともに参加する場合がほとんどである。

　これらの情報が集約される中で患者像が見えてくるようになり，その患者像が平面画像から立体画像へと形を変えていくのである。それぞれの場面における患者の様子の違いなどが全体で協議されていくことで互いが見えなかった側面が見えてくるのである。

2)チームの役割−その2

　最近のうつ病は以前のそれとは大きく違ってきているように思われる。実直,気まじめで働き過ぎたために入院になるという,いわば疲弊型のうつ病の患者をみることはほとんどなくなってきている。入院時にはうつ状態を呈していても,症状としてのうつが軽快すると違った一面を見せるようになってくるのである。

　例えば,病院の治療環境や職員に対してクレームを申し出てくる人,攻撃してくる人,物事の責任を周囲の人や環境に押し付ける人,病気で入院したはずなのに治療を嫌がる人,心地よい体験以外は受け付けない人,外出ばかりして病院にいない人等々。このような行動に私たちスタッフが直面すると怒りや疑問,無力感,関わりたくないという気持ち,ある種のうつ状態に陥り,感情を大きく揺さぶられることになる。また,関わるスタッフそれぞれに主旨の異なった話をするためにこちら側が右往左往してしまう操作的な状態が作られるケースもあるだろう。「作業療法なんか必要ない」なんて言われた日にはかなり複雑な心理状態になってしまう。

　このような状況を防ぐ意味でも医療チームの連携が欠かせないものとなる。

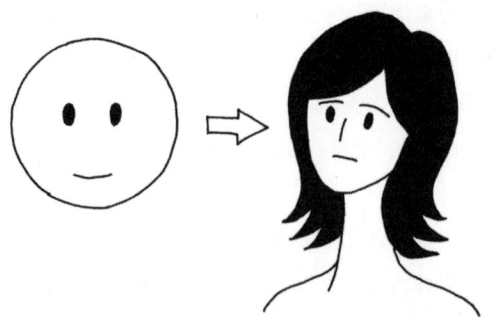

図Ⅲ-9　ひとりの医療従事者がみている患者の顔(症状や障害像)は一部分である。他職種と情報共有をすることによって,一部分しかみえていなかった患者の顔が非常に具体的に,立体的にみえてくる。

1人の患者に対して各スタッフが持つ情報を共有していく必要がある。治療方針，治療目標に基づいて各スタッフがどのようにアプローチをしていて，どのように患者が反応しているのか？　関わり方にズレは生じていないのか？　このようなことを常に確認していくことが必要になってくる。また，ある患者さんに対して抱いている感情，とくにネガティブな感情についても取り上げることが非常に重要である。負の感情（怒りなど）を抱いているのは自分だけなのか？　他のスタッフも同じような気持ちを持っているのか？　このようなことをチームで共有し，協議していくことが患者の理解を深める1つの大きなカギにもなり，スタッフの精神衛生を保っていく上での大切な手法となるのである。経験上，ある1人のスタッフが抱いている感情は意外に他のスタッフも抱いているものだ。例えば「怒り」の感情を抱いたとする。その怒りはスタッフだけのものだろうか？　そうではないようである。医療従事者が感じる感情は患者から発信されているもの，投げかけられているものであるはずだ。ということは，元々はその感情は患者が抱いているものと考えなければならない。では，なぜ患者は怒っているのか？　何に対して腹を立てているのか？　それをチームで推察していく。どうしようもない自分の立場や現状にもどかしさがあるのか？　孤独感を感じていて，誰かの関わりを待っているのに誰も振り向いてくれない，気づいてくれないことに怒っているのか？　などである。

そのように考えていけば患者の言動をみて「訳が分らない人」「怒りっぽい人」「治療する気がない」というふうな短絡的な思考に陥らずに済むはずである。我々人間の行動の1つ1つには必ず意味があって（それも無意識的に），欲求を満たすべく反応していると考えられる。とすれば，攻撃をしてくる患者さんに攻撃で反応するよりももっと建設的，治療的なアプローチがあるはずなのだ。

要はある行動，反応を通して患者が伝えてくるメッセージ，それも表ではなく，裏に隠されたメッセージを汲み取りながら関わっていくことがチームに求められるのである。そのようにチームが一体となって患者に関わること

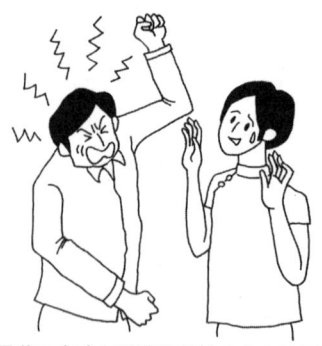

図Ⅲ-10 患者が発した言葉の意味を正確に理解するためには，医療従事者がそのとき沸き起こった感情を記録しておくことが必要である。そのような感情が他職種にも発生しているかについてカンファレンスなどで確認することで，その患者への対応方法が定められる。

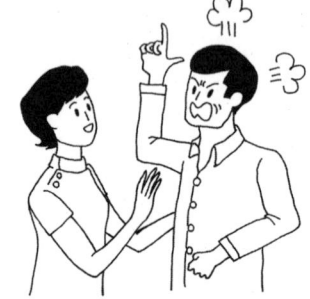

図Ⅲ-11 セラピスト（医療従事者）は「冷静な思考」と「冷静な対応」が同時にできなければならない。そのためには，自分を客観的に観察しているもう一人の自分をつくりだすようなトレーニングが必要である。

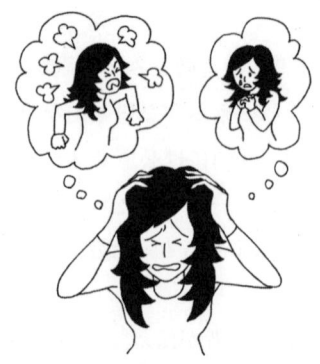

図Ⅲ-12 本当は不安でスタッフに相談したい，助けてもらいたい，と思っていても，それができず，攻撃性として表出してしまう患者がいる。そのときの患者の葛藤は凄まじいものであると考えられる。

で次第に病棟環境が安心・安全なものとして認知されるようになり，そこで初めて患者が治療に一歩を踏み出してくるのである。具体的なアプローチはそこから始まるといっても過言ではなかろう。そういう意味では患者の個性に寄り添い，時間をかける，待つことも1つのアプローチといえるのではないだろうか。

　攻撃性の裏側には自分を導いてくれるものとしてのスタッフに対する強い依存心が隠されているとも考えられる。もしかしたら，関係性の構築が不器用なだけに，依存したいのに攻撃することでしか表現できないでいるのかもしれない。しかし，攻撃性を発したにもかかわらず，スタッフが同じような態度で接し，受け入れる構えを見せ続けることで「いくら攻撃しても（ネガ

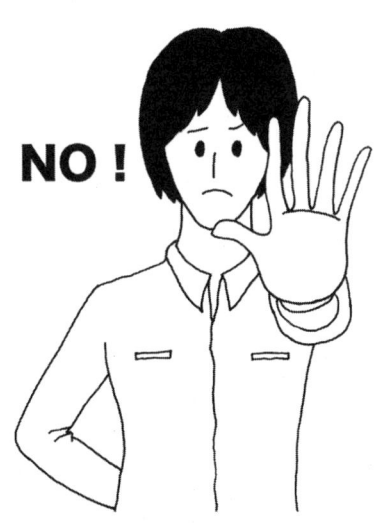

図Ⅲ-13　自分にとって不利益が生じる依頼や対応できない依頼などは，しっかりと断ることが重要である。患者のなかには，「断ってしまうと，人間関係を断たれてしまう」と考えがちな方がいるがそうではない。その人との人間関係を良好に保ちたいのであれば，できない仕事や対応できない状況こそ「NO!」と言わなければならない。

第Ⅲ章 ❖ うつ病治療におけるチーム医療の考え方

ティブに反応しても）人や集団と関わり，つながりは保つことができる」ということが徐々に理解されていけば安心して自分をさらけ出すことができるのである。そのような意味でも患者が一歩を踏み出した時，そのタイミングを見落としてはならない。治療ではこの「タイミング」も大きなテクニックの1つとなる。

　「頼まれたら断れません……」という話をよく聞くが，その人は断ることで関係性が断たれてしまうのを恐れているのかもしれない。人間にとってつながりを断たれることほど，うつ症状を引き起こすものはないのだから。

(1)ケース3（心の声を傾聴したことが変化を生んだ～Fさん～）

　何回目かの入院になるFさんは何度かの就労経験もある30代の女性。これまでの入院でも作業療法へのまともな導入には至らず，なかなか理解を得られない状態が目立っていた難しいタイプの患者でした。治療者側としても陰性感情が強く今回の導入も難航することが予想されていました。その予想通り，作業療法について案内をするとそっけない態度であまり関心を示していない様子でした。その後，療養期を経て治療期に入っても彼女が活動に足を運ぶことはほとんどなく，外出などを行いながら悠々自適な入院生活を過ごしているようにみえました。作業療法士は彼女の意識を変化させられない悔しさや無力感，そしていつの間にか関わりを避けたいという気持ちになっていることに気づきました。

　ある日，作業療法において新しい活動を始めることになったのですが，彼女が激しく抵抗してきました。「自分も参加しなくてはならないのか」「説明が違う」「それが何故治療になるのか」……といったふうに言葉で攻撃をしてきたのです。作業療法士は攻撃を受け感情が揺さぶられる思いでした。「まともに治療を受けようとしない彼女に治療を説かれる筋合いはないはず」という想いが一瞬でもよぎったのも確かでした。しかし，一方である種のチャンスのような感覚を覚えたのでした。そこでこの出来事をカンファレンスに持ち出し，全スタッフで協議していく中で彼女の怒りを受け止め，その怒り

がどこから来るものなのかを思考しようという力動が生じたのです。

それからも彼女の抵抗は続いたのですが，辛抱強く攻撃を受け止めFさんの怒りの原因は何なのか，どうして作業療法に出席できないのか対話による接点を持ち続けました。

その間，他部署のスタッフも彼女の言動に関心を抱きながらある時は訴えを傾聴し，声をかけてくれていました。結局彼女が対話の中で直接に原因を言葉で表現してくれることはなかったのですが，あるスタッフが実は彼女が興味を持っているOT活動が幾つかあることを教えてくれました。そのスタッフ曰く，彼女はOTに興味を持ち始めたにもかかわらず，あんなこと（ある日の作業療法士に対する攻撃的発言）を言ってしまったから作業療法士に合わせる顔がないみたいだというのです。そこで作業療法士はそのスタッフを

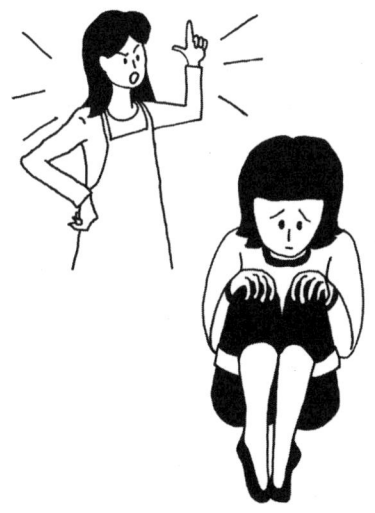

図Ⅲ-14 医療従事者は助言や指導を優先させるよりも，「あなたのことを真剣に考えています」という姿勢を患者に伝え，傾聴の態度で応える必要がある。一方的な口頭対応は，親が子にガミガミぼやいている様子と似ている。そのような状況では互いにストレスが発生し，良好な治療契約は結べない。

第Ⅲ章❖うつ病治療におけるチーム医療の考え方　089

通じて彼女が興味を抱いている活動に顔を出してみるように促しました。な
んとなくばつの悪そうな様子でしたが，他の患者と同じように待遇し，作業
活動を介しながら徐々に情緒的な距離を近づけていくことができました。そ
れからは彼女が出席する活動枠も少しずつ増え，退院を迎える頃には素直に
なれない自分を内省し，「人と一緒に何かを考え，創造し，作り上げていく
こと」の楽しさや嬉しさを語ってくれたのでした。

　彼女はこれまでも弱みを見せられず，強い自分を前面に出して生きてこな
ければならなかったのでしょうか。また作業療法への参加の躊躇は，変化を
求められる状況に対してのアンビバレントな心境を投影していたのかもしれ
ません。スタッフにも距離を置かれている感覚が彼女の中にあったとするな
らば，愛情を与えてくれない親に進路だけを決められそうになっている子ど
ものような苦しさもあったのでしょう。

　このように人はグループに属すると同じような適応のパターンを示すとい
われる。とりわけ初期の家族との関係性が映し出されることがあるため，不
適応を起こすときは父母や兄弟との関係と絡めて理解を深めていかなければ
ならない。そういう意味では，病棟の機能として父性と母性がバランスよく
包括される環境であることが重要であり，患者は病棟という家族の中で愛情
を育み，スタッフと共に成長をしていくのである。

　患者の生活の中心となるのは病棟でありまた病室である。入院生活とは
いっても，病院も結局は人の集まる場所であることに変わりはない。人が集
まればそれは集団となり，何らかの関係性が生まれるものである。積極的に
人と関わる，交わりを避ける，外出する，といったふうにそれぞれの過ごし
方があるが，どの方法をとってもそのような形での人との，あるいは集団と
の関係の作り方になるわけである。しかし，現実的には病棟というコミュニ
ティを構成する一員に変わりはないのだ。つまり，人間は何らかの集団に属
しながら生きていく生き物だということがいえよう。生まれた時にはすでに
家族・家庭という集団に属し（ここで受ける影響が核となる），それから幼稚園,

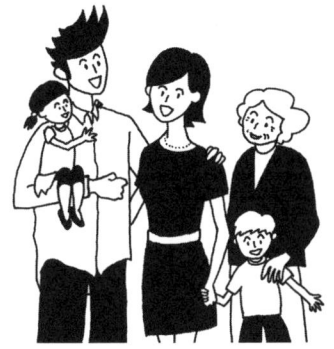

図Ⅲ-15　病棟は家族のあり方と似ている。病棟（病院）では父性と母性のバランスをスタッフで意識し，患者が病棟内で療養するという目的と共に，愛情を育み，スタッフと一緒に成長していくという考え方が重要である。

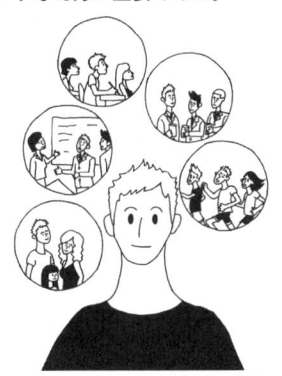

図Ⅲ-16　人が集団に属することは，その人の成長や人生に大きく影響する。人が成長（自我形成）するために必要なプロセスである。しかし，一方では大きなストレスを発生させる要因ともなる。

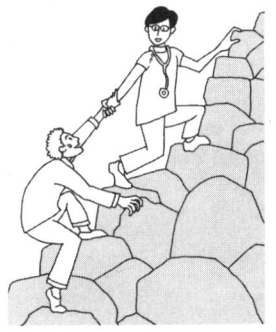

図Ⅲ-17　うつ病治療には患者とスタッフがともに手をしっかりと握り合い，同じ目標（退院，社会参加）に向かって歩む意識が欠かせない。

小学校，中学校，高等学校，大学，職場，社会，サークル，友人グループなどなど複数の集団に属することもあるだろう。人のつまずきやストレスの原因の多くはこのような集団の中で生まれるといっても過言ではない。

大切なことはその適応様式が健康的な社会生活を営む上で，つまずく原因になっていないか，入院せざるを得ない状況を作り出していないかを評価し患者とともに考えていくことなのだ。

人は人に傷つき，人に癒される。とすれば，「人や物事とのつながりかた」を修復していく体験こそリハビリの根幹だと考えてもよい。作業療法の中において大きく手腕を発揮する評価項目の1つとして「社会適応性」（主に集団適応力，対人関係能力）が挙げられるが，この部分の評価をチームに，また患者自身にフィードバックしていくことがチームにおける作業療法の最大の役割になるのではなかろうか。作業療法は社会への窓口なのである。

チームは一枚岩となって個々の患者に向き合う必要があり，それだけの受け皿としての機能が求められるが，病棟を構成する患者とスタッフは1つのグループとして共に前進と後退を繰り返しながら成長を遂げるものである。

次章ではチーム医療において担っている作業療法士の役割と作業療法の目的，および方法について，不知火病院の実践を例に解説する。

第Ⅳ章 ❖ うつ病治療の経過からみた作業療法のあり方

　これまでのうつ病患者に対する作業療法では，主にメランコリー親和型うつ病を中心に効果が示されてきた．しかし，昨今は非メランコリー親和型うつ病の割合が急増しているため，これまでの作業療法の考え方では対応しきれない事例が多くなり，作業療法による回復の程度にも，個人差が顕著になっている．

　この章では，不知火病院の実践例をもとに，メランコリー親和型うつ病に効果的であった，これまでの作業療法のポイントを簡単にまとめ，次に非メランコリー親和型うつ病が急増している現状をふまえた，これからの作業療法のポイントを解説する．さらに，最近，作業療法に期待が寄せられている復職支援プログラムについても紹介，解説する．

1. メランコリー親和型うつ病を主対象とした「これまでの作業療法」

　入院時の作業療法では，ストレスとなる環境から切り離した中で，精神療法を始め，薬物療法と休養で十分に疲弊した心と体を休め，生活リズム（食事・睡眠・病棟での対人関係など）を立て直すことから始まる。そして，ある程度のうつ症状の改善がみられた時期に作業療法が開始される。その内容は，「静養（安心して活動できる空間の提供）」と「自信養成」が主な目的である。うつ症状の改善に伴い，社会生活技術が改善され，社会適応も良好である患者が多く，早期退院が見込める場合が比較的多い。そのため，回復段階の明確な区分けは困難であり，一貫した作業療法アプローチにおいて回復する患者が多い。

　不知火病院では，クリニカルパスに従い，2週目からOTの導入が検討される。この2週間までの間は，他部門からの情報収集やカンファレンスで状態や退院の目標を共有し，作業療法の導入面接に備える。一般的には入院後2週間目での導入面接では，まだ疲労感や自信の無さから，意欲が伴わず，エネルギーが低く，思考も抑制されている傾向にあるため，支持的作業療法を中心に作業療法士が主体となって進めるケースが多い。この時期の作業療法評価と治療訓練のポイントをまとめる。

1）評価（観察，面接，検査，測定，試験）のポイント

（1）作業療法開始時は脳が疲労しにくい種目から開始し，自分のペースを保つように促し，作業療法士が環境調整や声かけし（支持的作業療法），安心・

安全を得やすい活動を選択した中で評価が行えるように配慮する。
　(2) 休養と賦活の活動バランスをプログラム内で意識させた中で，患者の健康時の状態を推察し，その状態と現在の状態を比較した評価を行う。
　(3) 回復期であるこの時期の意欲・作業能力・対人関係を細かく評価し，作業が良好な部分を取りあげ，フィードバックし，本人の内的状況を把握する。
　(4) 退院準備期における復職の場合は，「決められた活動と時間に参加可能か」，「時間内の無理ない過ごし方ができるか」といった集団適応能力を中心に評価する。

2) 治療訓練のポイント

　休養と賦活のバランスが整い，エネルギーが回復してくると，比較的スムーズな経過をたどりやすい。訓練の中心は，生活リズムを立て直し，作業活動場面を通して低下した能力や自信の回復を図る。また，導入の段階での注意として，患者が得意であった活動や経験がある活動では能力低下を感じやすいので，なるべく経験のない活動が望ましい。また，患者のプライド面も考慮し，活動の内容が幼稚にならず実用的な活動になるよう選択する。
　重要な点は，患者自身が自分の精神と身体のストレス許容量を熟知することである。この自分の許容限度の認知のないまま，症状回復のみで退院に至れば，退院後も許容限度を超えた過活動を繰り返し再発の可能性が高まる。このことを理解した上で，作業療法プログラムの中では完璧主義な性格から生じる問題やコミュニケーション（発信能力）の低さなどが原因により生じる問題を取り上げていく。特に創作的な作業においては，こだわりの部分や時間配分できずに集団から浮いてしまいがちなので，社会（職場や家庭など）でも同じような状態で疲労が蓄積しやすいことを認識してもらうために，作業を通じてフィードバック（口頭による指摘）していく。ここで重要なことは作業療法開始前にしっかりとした治療契約を患者とかわし，そのような指摘が単に批判ではなく再発防止のための治療であることを認識してもらうよ

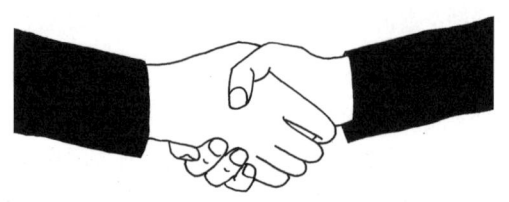

図Ⅳ-1 作業療法の初回（導入）面接では，作業療法士と患者間において，明確な治療契約（OT内容と方針の確認）を結ぶことが重要である。この契約は，うつ病治療において欠かしてはならないプロセスである。

うにする。

　中期から後期頃になるとスポーツなどの運動療法では，「体力がついた」「元気になった」など患者本人が目に見える形で認識しやすいので，自信付けとなりやすい。退院準備期では，退院目標に沿って復職目的では負荷（作業量や集団における役割など）の量も増やす。定年後の生活などではエネルギーの回復や無理ない生活に中心を置き，負荷量は少なく調整する。

　これまでに行われてきたうつ病の作業療法は，過労性のうつ病患者には非常に効果的な療法であった。しかし，現代のうつ病治療における対象は，多くの割合で非メランコリー親和型うつ病の患者であり，難治性である患者が多い。

　次は，非メランコリー親和型うつ病の症状と障害の特徴を踏まえて，それらが合理的に改善するための作業療法評価と治療訓練のポイントを解説する。

2. 非メランコリー親和型うつ病の特徴をふまえた「これからの作業療法」

1) 作業種目を選ぶ際に気をつけること

　うつ病患者は，自己のプライドや知的防衛が影響し，自分の治療に役に立つものだと実感できないと参加を渋りがちである。教科書的知識がある「○○療法」などの名前がつく活動は比較的参加率が高く，抵抗無く参加してくれる。しかし，本人の知性を満たさず子どもっぽいと感じる作業活動になると，治療効果は高くても抵抗が強まることが多い。治療が進むとともに，ラポール形成がおこり，作業療法士と患者の信頼関係が取れてくると子どもっぽいと感じられていた作業活動でも受入れが良くなる。そのため，導入期においては本人の社会的立場やプライド等を考慮し，プログラムを立案することが必要である。この点が社会的活動性の低い統合失調症の作業療法とは大きく異なる点の1つである。導入期における作業活動選択の留意点を以下に列挙する。

・患者にとって子どもっぽいと感じられにくいもの
・作品の完成度が高くなるもの
・作業の結果が自身の治療回復感を実感できるもの
・患者にとって若干難易度の高いもの
・普段は体験できにくいもの

2) 馴染みの作業種目を敢えて選択する利点

　対象者が病前に馴染んだ作業種目は症状により思うような結果が出せない

ことが多く，落ち込みの原因ともなるため，導入期には採用しない方が良いとされている。しかし，現代型のうつ病では傷つきに過敏なこともあり，実際に導入面接を行うと，初めて経験するような種目よりも馴染みのある種目の方が比較的好まれやすく導入しやすいケースが多い。特にスポーツ経験のある者は，エネルギーの高まりとともに体を動かしたくなる感情が高まる。この場合，導入期からスポーツへの参加を促すが，前もって散歩やストレッチなどの軽運動を体験するように設定する。また，以前よりも身体機能や体力が低下しており，思うように動けないことを伝えておく。翌日に疲労が残る可能性も示唆しておき，無理のない範囲で動くように伝える。

　馴染みの種目は，落ち込みの原因ともなり得るが，逆に現在の回復度を実感しやすいともいえる。また回復の程度によっては現在が思うような結果が残せないような状態にあることを確認（体験）する機会ともなる。参加の回数を重ね，症状の回復と共に以前のような状態に戻っていくことは，回復感の実感と大きな自信に繋がっていく。

3)さまざまな作業活動(療法)を通した訓練と治療

(1)陶芸活動(療法)による治療と訓練

　陶芸は，作業工程によって患者の反応が変化する。土を煉るという感覚刺激を好むうつ病患者は多いが，成型の工程になると創造性や集中力，問題解

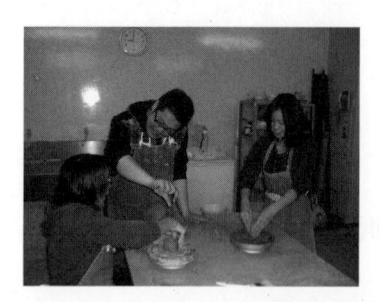

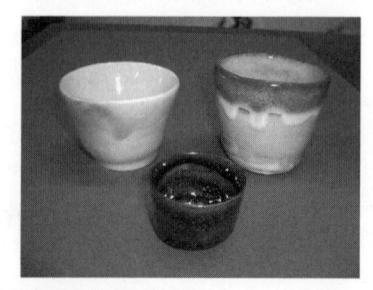

図Ⅳ-2　陶芸活動の様子と患者の作品

決能力が必要となるため思い通りの作品ができないことが多く,苦難している様子が伺える。陶芸活動は,共有できる時間も十分にあるため作業能力や作業上のこだわりについて,本人と話し合える機会が多い。その結果,本人の持つ性格傾向や対処行動について直面化し,話し合う治療的良い場面になることが多い。また,それらの問題を探る評価手段としても良好である。しかし,初老期のうつ病に対しては年齢からくる影響を受けるため,作業能率に直面し,落ち込みやうつ症状再燃のきっかけになりやすいため注意が必要である(図Ⅳ-2)。

(2)運動療法(スポーツ,体操,軽運動)による治療と訓練

運動療法は,スポーツ経験者には比較的受け入れやすい作業活動種目である。発散的要素を多く含み,体力向上には不可欠である。とくに,復職を目指している患者には体力の回復は必要条件となり,運動を通して体力の回復度の確認が求められる。しかし,自己愛傾向の強いうつ病患者は,自分のせいで負けてしまうのではないかという不安をもちやすく,自分の傷つきへの

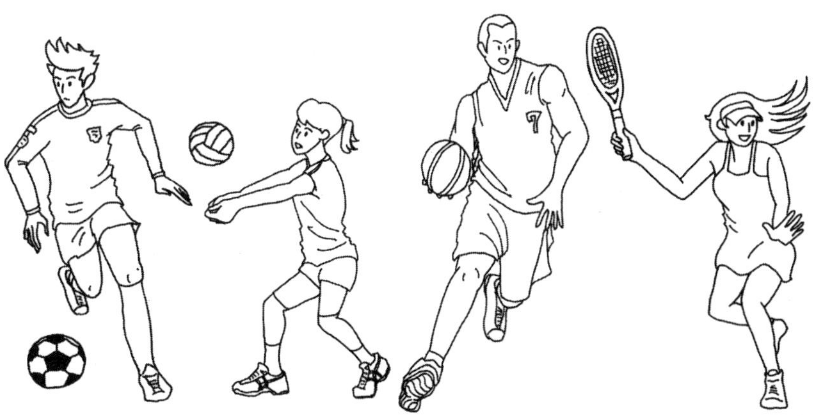

図Ⅳ-3 スポーツを治療手段とするときには,各種目の特性を十分に理解し,選択することが必要である。患者の症状や障害を十分に精査し,治療効果が高い種目を検討することも重要である。病院などの施設環境によって種目が制限される時は,作業(活動)分析を行い,制限された状況下に応じた種目選択や種目の工夫によって,可能な限り治療要素を含めることが求められる。

恐れのために，集団でのスポーツを敬遠する傾向にある。スポーツに対し苦手意識のある人は特に拒否的である。その場合，散歩やストレッチなどの自分のペースでできる個人種目の軽運動から開始してもらう方がよい。過剰適応傾向の患者にとって，集団でのスポーツは特に対人面での振り返りやり過ぎてしまう傾向を自覚しやすい種目であるので，問題点の抽出が必要なケースや回復期には導入し，動機づけとともに参加を促す必要がある。

(3) 革細工活動(療法)による治療と訓練

工程が分かりやすく完成度も高いため，成功体験などが得られやすい。知的作業能力の高くない患者や知的防衛などが強い患者においても，作業療法導入期から勧めやすい作業である。また，ハンマーを用い刻印する工程や刃物を用いて革を切る工程などは，うつ病の感情抑圧の背景にある攻撃性の解消にも有効である。ただし，刃物も使用する際には十分な注意と抵抗や反応を示すような状態の時には回避もしくは作成内容を検討する必要がある。さらにハンマーの打撃音が強いため，治療初期の音への過敏性がある患者には避けた方がよい（図Ⅳ-4）。

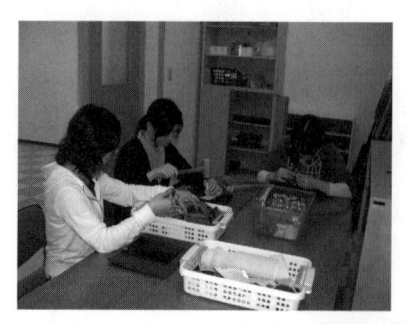

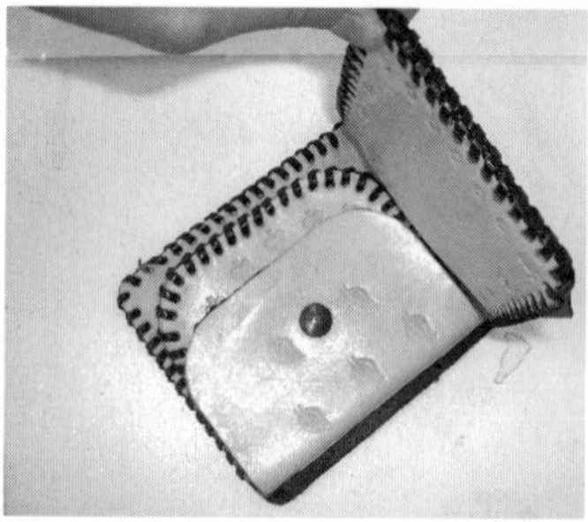

図Ⅳ-4　革細工活動の様子と患者の作品

(4) 木工活動(療法)による治療と訓練

設計図を見ながら決められた工程を行うことは，思考力が戻っていない時期でも導入しやすい作業である。導入期には自分のペースで取り組みやすい

ように個人作業の方が好まれる。回復期では，共同作業や課題に取り組むように設定するのもよい。

(5) 手工芸(刺し子・刺繡)活動(療法)による治療と訓練

女性患者に好まれる作業である。細かい針作業は没我性も高いため集中できやすい作業であるが，熱中性でやり過ぎてしまう傾向にあるうつ病患者は注意が必要である。熱中性の患者によっては，「完成するまで作業を止めたくない」と言う患者も多い。時間の使い方はうつ病患者にとって，再発防止には重要な因子となる。作業療法の時間は，明確に設定した時間内で作業を止める練習，もしくは休憩をとる習慣を付けるように促し，患者の病理性に巻き込まれ（言うままに）時間を延長したり，病棟へ持ち帰りさせないように注意すべきである。導入期には集中し過ぎて周りとの接触を嫌ったり，強迫的に針を進めたり，集中できずに針が進まなかったりするが，回復期頃になると，作業を途中で止め，お互いの作品を評価しあったり，強迫感が減少することが確認される。

(6) 音楽活動(療法)による治療と訓練

対象者の病態や特性，また入院，外来の違い，集団と個人など構造の違いにより，鑑賞，演奏，歌唱，創作などの方法が選択される。演奏や創作はどちらかといえば，個人の習熟や期間等により制約があり，鑑賞も個人の好みにより左右されやすいと言える。不知火病院では，急性期治療病棟としての入院期間に集団療法として位置づけ，小グループでの歌唱を中心に行っている。歌唱は，声を出すことで発散的であり，上手下手にかかわらず参加できることで，入院により退行を引き起こしていたり，身体症状が著しく活動性が低い状態であっても導入できる。また「音」「歌」により情動への刺激が引き起こされ，回想や連想の表出を可能にする。「歌」をきっかけに感情を素直に表すことでメンバー同士が共感し合い，他者や外界への関心が賦活される。

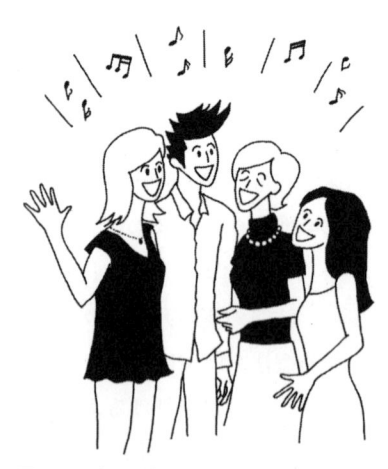

図IV-5　自己防衛や消極的な患者であっても，音や歌には感情を素直にのせられる。音楽活動は参加者同士が共感し合える場でもあり，感情や外界への興味が賦活する。

　歌では，「音」に加えて「言葉」が重要な役割を担っている。歌詞をじっくりとかみしめながら歌う機会は，それまで語りたくても語れなかった心の内を思わず表出するきっかけになる。日頃寡黙な患者，身体症状の訴えが多い患者が，音楽場面では意外なほど大きな声で歌う場面がある。膠着した思考パターンから，ふっと抜け出して，「歌」により引き起こされた情緒的な心境に浸ることで，健康的な情動が蘇るのであろう。しかし，同時に陰性の感情，例えばつらい記憶を思い出す歌，自己の抱える問題を投影する曲などが取り上げられる場合もある。そのような場合も涙を流したり，歌詞の言葉に自分の気持ちを投影することで怒りの感情や憤りなどを表すことができる。本人も気づいていない「思い」を声にすることで，カタルシスを促すとともに，自分の気持ちに向き合うことも可能になり，自己受容や内省へと導くこともできる。他のメンバーの語りから，自己の振り返りができたという患者も多い。

　集団精神療法としての音楽場面では，メンバーのリクエストによる曲をみ

んなで歌うことで，本人ひとりだけの満足に留まらず，曲への理解を深めることができ，共感することや他者へのメッセージに気づくことができる。またその際，作業療法士や音楽療法士は，カラオケのように既成の伴奏ではなく，感情や場面，気持ちの動きや息づかいに応じて伴奏を行うことができることにより，集団の感情をサポートすることが可能である。「息」を合わせる，「気」を感じとる，というような「場」を演出することができるといえる。特に身体症状の訴えや，膠着した思考に陥った患者にとって，このような他者との共同作業により，感情を動かすという集団の体験は，忘れかけていた健康的な感情を取り戻すことができるのであろう。

(7) 料理活動(療法)による治療と訓練

主婦層の患者は，料理を作ることができなくなったために入院を決意したというケースも多い。調理を含めた家事は健常時には負担にならなくても，体調悪化時には休日のない365日の作業のため大きな負担と自責感をもたらし，自宅治療が回復に直結しにくいことが多い。このような事実を踏まえ，不知火病院では，主婦であるうつ病患者には回復期〜退院準備期に調理活動を勧めるようにしている。買い出しから調理，後片付けまで長時間（3〜4時間）を要すため，耐久性が必要である。また，知的作業能力や認知機能が低下している時は，レシピを考えることが負担になる場合も多い。また，食材

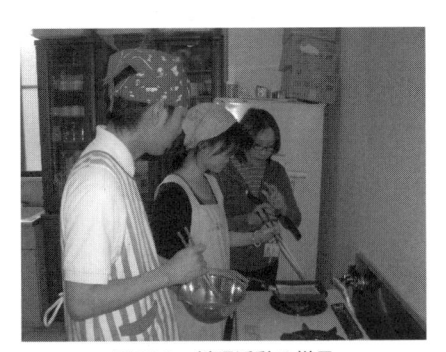

図Ⅳ-6 料理活動の様子

選択へのこだわりが強く（食材は○○がないといけない，など），集団に適応していけない場合がある。その他，要領が悪い，優先順位がつけられないなど，様々な問題点が見えやすい活動でもあるので，集団適応を観察することを目的に治療初期（導入期）から導入した方が良い患者もいる。そのためには，「作業療法士が患者に料理を教える」といった指示的態度にはならないよう注意し，あくまでも患者が主体的に活動するように設定した方がよい（図Ⅳ-6）。

(8)イベント企画活動（病棟内における季節行事）による治療と訓練

病院内におけるイベント（行事）を治療と訓練の作業活動として利用することは，うつ病治療において有効な手段である。

不知火病院では，温泉めぐりや竹の子狩り，潮干狩り，クリスマス会，七夕会，昼食会など，春夏秋冬の季節折々に，病棟行事を開催する。それらの企画運営は，主に退院準備期のうつ病患者が復職前プログラムの一環として企画・運営を担当する。作業療法導入期の患者は，そうしたイベントに招待されるという形で負荷をかけないよう設定することが重要である。作業療法導入期の患者は，退院準備期まで治療が進んだ患者の活動する姿を見て，回復のモデルとなる。編者の徳永は，これを"治癒像の視覚化"と呼び，うつ病回復のための重要な要素であると指摘している。

病棟全体で作りだす前向きな集団力動は，病棟の凝集性を高め，治療に対するモチベーションともなることが多い。しかし，時には予期しないマイナスの反応も出現することがある。以下に起こりやすい主な反応を列挙する。

攻撃性：回復期患者の企画や運営が上手く進行しない時期には，自己の焦燥感と他の患者やスタッフに攻撃性が向く場合が多い。

過剰適応：活動導入直後，非常に活動性が高まり，意見なども多いが，活動の中期から後期にかけ，次第に活動性が低下し，患者によっては企画会議や当日に参加できない場合がある。

非協調性：非常に非協力的である時もみられる。しかし，活動自体に参加しないというわけではなく，活動に参加しているにもかかわらず，進行を阻

害したり，自分の意見を押しきろうとする自己中心的な振る舞いと発言が認められることもある。

　導入前には保たれていた病棟内の人間関係（患者間）が，イベント企画活動を導入したことによって不安定（派閥形成や亀裂発生）になる場合がある。それは，活動の導入によってストレスが発生し，患者の負の反応が誘発されるためである。この時スタッフは，患者とともに混乱するのではなく，事前にそのような状況になる可能性を予測し，その混乱を病院外の社会生活に置き換えて患者にフィードバックし，訓練や治療として活かすことが重要である。例えば「職場でこのようなことが起こったらどのように対応したらいいでしょうかね？」といった言葉を返していく。この際に注意することは，作業療法士のみで対応するのではなく，チーム医療における役割を十分に活かしながら進めていくことである。
　この活動を導入することは非常にリスクを伴うが，その反面，社会生活技能訓練としての絶大な効果が得られる活動でもある。そのため，患者の反応を事前に予測する評価やチーム医療の役割を明確にしておく必要がある。

4）導入期の作業療法

　うつ病の治療初期には抑うつ感や思考静止といった症状が認められ，種々の動きに制限が加わっていることが一般的である。このため，作業への導入は症状の一定の回復を確認した後（治療開始から2, 3週目に導入）に開始されることが多い。患者側も，症状が強い時期には作業療法も含めた種々の治療を積極的には受け入れようとしない傾向や個人差が大きいため，各患者の評価を的確に行い，個別的介入と対応が必要である。一般的には治療が開始されて回復が認められる2, 3週くらいからの開始が適切であるが，主治医との連携やハミルトン症状評価尺度などの客観的評価も必要になってくる。今後，作業療法士が取り組まなければならないテーマとしては，作業療法導

入時期とうつ症状評価尺度との関連や導入時期の症状と治療の関連性を検証することが急務である。

次に，OT導入時にみられる典型的なケースを列挙し，症例紹介をもとに具体的に解説する。

(1) 比較的早い時期にOT導入が好ましいケース

・不安が強くかつ他者との関係が取れにくいケース
・自宅療養で昼間の孤独，不安感が高いケース
・入院期間が決まっており早期に問題の焦点化が必要なケース

<u>症例：50歳代　男性　会社員</u>

2カ月間自宅療養を行い，抑うつ感は軽減したが，復職する自信が持てないため，2カ月間の期間限定で入院しました。入院の間に不適応要因の見直しと復職への自信付けを行うこととし，入院2日目でOT指示が出され導入の運びとなりました。

スポーツと陶芸活動の導入を決定し，評価の結果，体力や運動能力には問題は見られませんでしたが，自らコミュニケーションを取ることがないなど

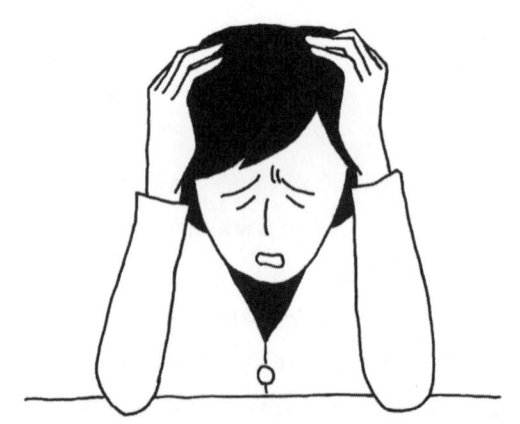

図IV-7　問題の抱え込みが更にストレスを増加させ，問題解決の能力やコミュニケーション能力にまで影響を及ぼす。

の対人交流に問題が認められました。陶芸活動においても同様に，メンバーやスタッフなどには質問できず，何でも我流で行うため，効率の悪さが認められました。本人に確認すると，「この位は自分で考えなくては出来が悪いと思われるのではないか，職場でも同様に，上司に質問が多いとできない奴だと思われるから何でも自分で解決してきました。自分で考えられるくらいの集中力と判断力を取り戻さなければ復職ができないと思います。」と話しました。

　評価を気にする余り，問題を抱え込み，問題解決，特にコミュニケーションに支障をきたしていることが不適応の要因になっていることとしてカンファレンスで報告し，後日カウンセリングの導入となりました。

(2)慎重なOT導入が望ましいケース

- 元来自己評価が低く，達成感が得られにくいと予想されるケース
- 自殺念慮が取れにくいケース
- 入院行動から現実検討能力に問題が認められるケース
- 症状が不安定で軽躁状態になりやすいケース

<u>症例：30歳代　男性　中学校教員</u>

　入院1日目から他の入院患者と積極的にコミュニケーションを取り，過干渉な部分が目立っていました。3日目には他の患者から距離を取られ始めるが本人には自覚がなく，接近を続けていました。次第にメールの受信を拒否されたり，孤立感が強くなり抑うつ感が高まりました。主治医より，過干渉の指摘と病名の告知があり，人との程よい距離を意識し始めるが症状が不安定なまま3週間が経過し，その間にカウンセリングが導入されました。自身の気分の不安定さを振り返り，次第に症状が安定しました。集団の中に入っても安定感を持続するという課題のもと，6週間目にOT導入となりました。問題点の自覚ができていたことから，OT参加中も「やり過ぎないこと，一呼吸置くこと。」とつぶやきながら過ごされていました。次第にメンバーとの交流も増えていき，持前の明るさを取り戻されました。

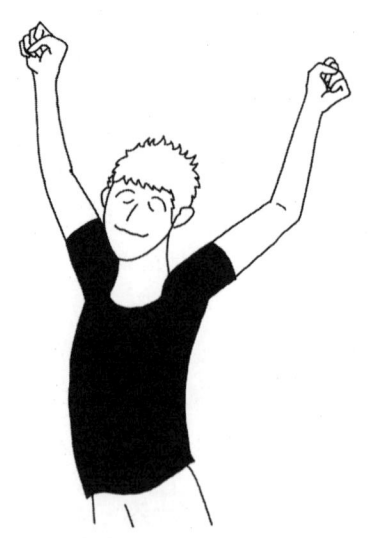

図Ⅳ-8 何事にも一呼吸おく余裕をもつことやストレス発生が予測できる時こそ，深呼吸するなどの工夫が必要である。

(3) OT導入の際，比較的支持的な面接で良いケース

- 典型的な過労性うつ病（メランコリー親和型うつ病）のケース
- 初老期・老人期うつ病のケース

<u>症例：70歳代　女性　主婦</u>
　同居している孫とのトラブルから抑うつ状態になり不眠，食欲低下が出現。家事が手に付かない状態になり入院となりました。入院から3週間の休息期を経て徐々に抑うつ感は低下しOT導入の運びとなりました。OTRによる導入面接では入院後の回復感を語り，「もう少し元気になりたい。1人でいるといろいろ考えてしまうから何かやってみたい。やる気が少し出てきたから今ならできそうな気がする。」と，OT参加へ意欲的でありました。主治医からはOTの目的として「回復感を感じやすいものへの導入」「自信付けのため」の2点を挙げられ，開始となりました。陶芸や革細工などの創作活動では，本人が納得のできる作品を作ることができない場合に自信の低下を

引き起こすことがあったため，形に残らず発散やグループ体験ができやすい音楽療法への導入から始めることとなりました．

(4) 初期の面接から，問題点を明確にしておいた方が良いケース

・人格や適応に問題があると予想されるケース
・作業ペースに問題があると予想されるケース（やり過ぎ・抱え込み）

<u>症例：40歳代　男性　システムエンジニア</u>

　従来，几帳面で神経質な性格であったそうです．商品開発を行う部署において約20年勤務していましたが，40歳代となり，昇進を迎え，それに伴い配置転換となりました．その頃から，肩こりや頭痛といった身体症状が出現し，業務遂行の不良が明確となり，部下からも「上司なんだからしっかりして下さい」との突き上げにあいました．それらのことが度重なり，出社拒否とともに消息不明となり，発見後，不知火病院を受診し，入院となりました．入院後，1週間ほどでうつ症状は軽減しましたが，生活リズムは不良であり，とくに起床時刻は午前10時前後でした．生活リズムの改善を目的とし，作業療法が開始されました．

　その頃，医師の指示のもと，臨床心理士が知能検査を実施しました．すると，動作性IQが非常に低く，言語性IQとのバランスが不良であることが分かりました．この結果から，コミュニケーション能力未熟に伴う集団適応の悪さが推察されました．また，作業療法では，患者の作業ペースにおいて，患者自身のこだわりや独特のルール（場面パターンによって処理する応用性のない作業スタイル）であることを評価し，それらの結果を本人にフィードバックしました．そして，本人の自覚を促すとともにSST（社会生活技能訓練：Social Skills Training）と集団による作業活動を導入しました．その活動後には必ず自己中心ではなく，客観的観点から自らの行動や思考を考えるように促しました．他者とのコミュニケーションにおいては，OTRが媒体となるような対人交流から開始し，徐々に言語交流が必要な場への参加を促しました．作業療法後半の面談では，「私は今まで，人をみずに場面のみをみて，

いくつかのパターン化された対応のみで仕事をこなそうと思っていたのかもしれません。自分では処理し終わった仕事だと思っていても，同僚にとってはまだ検討が必要な仕事であるということに気づかなかったのです。これからは，同僚に相談しながら業務を遂行したいと思っています。」と述べられました。

(5) 導入面接での患者の反応：導入に抵抗や戸惑いが認められる時

・回復期への移行を拒むケース
・集団に入ることを拒否するケース
・特別扱いを求めるケース

<u>症例：40歳代　女性　看護師</u>

　家事・育児・仕事全ての面において完璧にこなさなければいけないとの思いから毎日遅くまで残業し，帰宅してからも家事・育児に励んでいました。新しい仕事の立ち上げの責任者というポストについてから仕事が回らなくなり出社できなくなりました。頭痛とめまいがひどくなり家事もできなくなったことから入院の運びとなりました。

　入院して4週間，他の入院患者との交流も増え，頭痛もおさまってきたという自覚もありOT導入となりましたが，OTRの面接では，「回復感は確かにあるけどまだまだ回復期には入れない。薬の調整も上手くいっていない。めまいも強い。他の人は2週間くらいでOTが始まっているのに私は4週目です。私は他の人よりも悪いってことでしょう。もっとちゃんと良くならないとOTには入れない。」という話をしてくれました。

　「どのくらい回復しているか確かめるためにも参加してみませんか？　無理のない程度から始めてみてはいかがでしょうか。」と提案するも「とにかく薬が合うようにしてもらわないと入れない。まだ休息期なんです。」と頑なに拒否されるため主治医と相談の上導入を一時見送りました。その後主治医の診察の中で集団に入ることへの不安，抵抗感を話され，カウンセリングとオープングループの活動への参加から始めることとなりました。入院か

ら8週目,本人より「OTに参加してみたい。スポーツをやってみたい。何でもやり過ぎるから疲れが残らない程度しか動かないけど参加はできますか？」と尋ねられました。

再度導入面接を行い,やり過ぎないようにセーブしながら集団に入ることを目標にスポーツ活動の導入となりました。

5）回復期の作業療法

回復期において最も大事なことは,患者の変化を正確に評価することである。患者本人が「回復している」と判断する度合いと,医療者側が判断する回復の度合いとでは,かなりの差がみられる。

不知火病院の調査では,患者本人の評価は医療者側と比べて20～30％程度は低いことが明らかにされている。ということは,回復の初期において,患者本人は自分自身が「回復していない」と指摘することになる。

そのため,小さな変化を本人に返し,また病棟で行われるチームミーティングの中にも返していく必要がある。特に,日常の食事や睡眠,体調の悪さと同時に,行動の変化が認められるのは作業療法において顕著となる。たとえば体調が悪く,OTに参加をする自信がない,もしくは長くいられない,集中できないなどと不安を訴える患者がいたとする。しかし実際に作業を始めると気が紛れ,メンバーと談笑しながら過ごすことができたり,病棟では抑うつ感が強く臥床傾向にあるが所属するOT活動には毎回参加ができている場合など,このような変化を本人と医療スタッフに返していく必要性がある。

回復期において最も大事なことは,患者本人の回復に対する評価が低いために,回復度や回復の変化を,適切に判断できないという点である。さらに,回復期は,導入期と同じように,患者本人が心地よい体験をすると,退行や攻撃性が高くなる場合も少なくない。

導入期のスポーツでは紳士的な（相手が取りやすいように打つなど）プレースタイルだったのが,回復期にもなるとネット際に落としたり（相手が取れ

ないような）左右に振って相手を走らせたり，女性にでも強打を打ち込んだりする場面が増える。すぐに「やり過ぎた」と修正する人もいるが，中には「スポーツだから・勝負だから手は抜けない」と言いスタッフやメンバーが介入するケースなどがある。特に攻撃性については，前述したように，うつ病の心理的な背景に攻撃性が隠されていることが多い。したがって，攻撃性をどのように処理していくかということは治療としてもかなり大きな要因となる。

6）集結期の作業療法

　退院の時期が決まってくると再び不安が強まり，OTも楽しめなくなる患者や意欲低下を起こし参加を拒否する患者も出てくる。また，身体症状が強まるのもこの時期である。あまりにも症状が強い場合は，患者の意思に任せることもあるが，復職前であるなら，ここでこそ参加を継続する方向へと促す必要がある。ただし，うつ症状を再燃させないように十分な配慮が必要である。

　また，退院が近づいても，特に不安や動揺などの様子や訴えが少ない場合には，集団の中でのリーダーとして動いてもらうように促す。その際に，復職前の訓練としての治療的意義があることを説明し，同意を得ておく必要がある。ストレス状況を敢えて提示され，ある程度のストレス負荷をかけられている，という意識を持ちながら活動に取り組むことは，ストレス要因を客観視する上で，非常に大切な訓練である。

　具体的には，イベント企画活動を依頼したり，スポーツ時のストレッチリーダーなどを依頼する。それまでに培ってきたメンバー同士やスタッフとの信頼関係の中で，支えられながら目的に向かっていく体験についても非常に重要な体験である。また，不安を抱えながらも社会へ戻っていこうとする患者を導入期や回復期の患者が目の当たりにすることによって，非常に良好なお手本となる。いわゆる治癒像の視覚化がここでも作用することになる。

　入院期間は，外部からの刺激が遮断されストレスの少ない環境での生活で

あることが多い。そのため，回復の早い患者は1, 2週間で症状が回復する場合も認められる。しかし，退院後の生活とのギャップはあまりにも大きいため，退院前になると変化がおこってくる場合もある。それは退院後のギャップを不安として感じ，退院を躊躇することも少なくはない。そのため，回復期までは退行を促し，十分な回復を狙うが，退院準備期（集結期）になると，そのギャップを埋めるためにもある程度の負荷が必要となってくる。

7) 作業療法における評価と治療のポイント

(1) うつ状態の回復度・集団適応の評価・作業能力の評価が重要

集中力，思考力などはうつ症状の回復度や服薬との関係も大きく影響する。認知症を疑うようなケースもうつが回復してくると全く問題がなくなることもある。作品の作り方や理解の仕方，デザイン性などを通して，うつ状態の回復度を確認していく。作品の仕上がりにも影響するため，患者本人にも自己フィードバックがかかりやすい。

①初回参加の評価の重要性

集団適応の評価で一番大事なのは，初回の参加の様子をきちんと評価することにある。初回というのは一番緊張や不安が強いことが多い。一番ストレスが強い状況下でどんな適応をするか，どんなことで困っているか，どんな表情か，病棟に戻ってどんな反応をするかなどである（例えば活動中はニコニコしていて，満足そうに帰棟するが，すぐに頓服を服用し，看護師に愚痴や不満をこぼすような反応をする。過剰適応の問題と自分の気持ちを表現することが治療の方針になってくる）。

作業能力の評価は，種目を通して行うが，初回参加のポイントは観察することにある。患者が困っていても，助けてほしいような素振りをしても，まずは見守る。「こうした方がいい」というアドバイスもなるべくしないようにする。

患者に主体的に考えてもらい，解決法を見出してもらう。ここで，しっか

りとなぜ困っているのかを評価する。自信の低さ，知能指数の問題，依存の強さ，対人関係の取り方などである。また，攻撃性や衝動性の強さ，その出し方が適当であるかという点も作業や活動を介して確認していく。

(2) 作業療法は社会性を図るための場を用いて評価する

　OT場面では病棟で見せる顔とは違った側面が観察されることが多い。作業活動に集中するあまり，知的防衛が解け，抑圧されていた本来の自分が出やすくなることが考えられる。病棟ではいつも好青年であった人がOTではとても攻撃的な一面を見せたり，病棟ではクレーマーだった人がOTでは気が小さく自信がなさそうに過ごしていたりする。

　参加予定の活動時間に外出したり，終了時間になっても作業を続けようとしたり，時間枠を崩そうとする患者もみられる。準備や片付けをメンバー全員でしている時にも，全く手伝おうともせず，井戸端会議をしていたり，携帯電話でゲームをしているようなこともある。

　このような行動が頻繁にみられるようであれば個人の社会性の問題が不適応を起こしていると予測され，カンファレンスをとおして個人療法のなかでも直面化をすすめることになる。

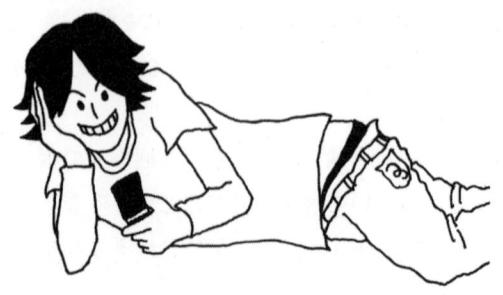

図Ⅳ-9　病院内で不適応行動が観察される患者は社会においても同様な行動をとっている可能性が高い。

8)不知火病院における作業療法

不知火病院では,1989年よりうつ病治療を専門とするストレスケア病棟を併設している。ここでは,ストレスケア病棟で行われている作業療法の内容と評価,治療,訓練のポイントを紹介する。

ストレスケア病棟の週間プログラムは,表Ⅳ-1のとおりである。

表Ⅳ-1 ストレスケア病棟における作業療法の週間プログラム

	月曜日	火曜日	水曜日	木曜日	金曜日
午前	調理(隔週)		院外活動(隔週)	陶芸	革細工 刺し子
午後				音楽療法	スポーツ

ストレスケア病棟で行われている作業活動の概要と評価,治療,訓練のポイントをまとめる。

(1)料理活動による作業療法

①活動概要の説明

目的:・集団における適応能力の向上を図る
　　　・うつ症状の回復程度を患者とともに確認する

人数:5〜8名

手順:①ミーティング→メニューや役割分担決め→②買い物と調理器具・食器の準備→③調理活動→④食事→⑤アフターミーティング(振り返りと反省会)

②評価(観察,面接,検査,測定,試験)のポイント

・メンバー主導のミーティングへ持って行き,その中で自己表現を確認する
・調理技能や経験の有無により発言力に差が出るため,あまりに偏る場合は適時介入する。しかし,中には失敗する経験も必要なメンバーもいる

ため，まずはメンバー主体に運営し，失敗時にアフターミーティングや個別対応で取り扱う
・調理場面においては，こだわりやレシピに頼りすぎないかを把握する。また，技能面だけではなく，場に応じて自分で作業を見つけたり，困っているときに発信できたりするかを評価するため，OTRが設定しすぎないようにする
・様々な年代の患者がいることで，世代間の知恵や工夫も引き出しやすい

③治療訓練のポイント

・上手に美味しくできることが一番の目的ではなく，調理過程においての個々の動きを把握し，こだわり過ぎや失敗した部分についても取り扱う。スタッフが必要以上に手を加えすぎて，修正しないようにする
・高齢者では，昔とった杵柄の知恵の部分を披露することにより，若いメンバーに教えることで受け入れられ，役割の再獲得となり意欲の向上となりやすい
・反面，個人作業ではなく集団での責任となるため，能力の低い方や中に入れない方には保証しながらサポーティブに関わる

(2) 院外活動・季節イベントによる作業療法

①活動概要の説明

目的：・うつ症状の回復感を確認してもらう
　　　・集団における体験学習をとおして，適応能力の向上
　　　・不安定，もしくは低下していた情緒面の賦活
　　　・病院外への外出による気分転換とストレス発散
人数：10～20名
内容：季節イベントは，花見，七夕，クリスマス会，屋内食などの企画
　　　院外活動は，温泉，蛍見学，果物狩り，ボーリング，花見学，押し花や和紙作成の体験など
手順：①企画（行先やスケジュールの選定など）→②病棟への募集掲示→③

参加の有無を検討→④院外・季節イベント→⑤アフターミーティング（振り返りと反省会）

②**評価（観察，面接，検査，測定，試験）のポイント**
・復職目的のメンバーに関しては，企画・運営を担ってもらう場合があり，決まった予算や時間内から情報収集しスケジュール立案してもらい，数名で適切に役割を担えるかを評価する
・病院内ではない，刺激の多い社会の中での時間を守ったり，グループ行動ができるかなど集団適応力や対人技能を観察する
・患者間のグループ構成やコミュニケーション能力を把握する
・外へ出ることによる気分転換，ストレス発散ができているか観察する

③**治療訓練のポイント**
・患者による企画，運営の場合は主体的に動いてもらい，大枠をはみ出ない限りOTRが修正しすぎないようにする。失敗に終わった場合でも，振り返りが重要で，フィードバックの材料とする。成功体験となった場合は自信付けに役立ち，特に復職を控えている患者にとっては，まとめる体験・人前で話す体験へとつながる
・病院の中では感じられない，開放的で季節感や情緒を賦活できるような企画を行う
・院外での社会性や適応能力について評価し，受け入れられない言動に関しては適時介入する

(3)陶芸活動による作業療法

①**活動概要の説明**
目的：・作業能力の改善を図る
　　　・注意，集中，判断といった機能や能力の向上を図る
　　　・休養と熟成の体験，作業ペースの見直しを図る
　　　・達成感による自信付けを行う
　　　・コミュニケーション能力や対人技能の改善を図る

人数：5〜10名

手順：①荒練り（土の固さを一定にする）→②菊練り（土の中の空気を抜く）→③成形（形作り，湯飲みやお皿などに合わせて，たたら作りや玉作りを行う）→※初回時は，①〜③のみの工程実施とする。→④削り（1週間乾燥した作品を，ペーパーヤスリで削る）→※2回目では削りを行う。→⑤素焼き（約800℃で5〜6時間ほど焼く）→⑥施釉（好みの色に応じた釉薬をつける）→※3回目では，施釉塗りを行う。→⑦本焼き；1,200〜1,300℃で12時間ほど焼く。→完成。

素焼きと本焼きに関しては，スタッフが行う。3回で1つの作品が完成となるため，2回目以降は，耐久性や時間配分に応じて並行して作品を作っていく。

②評価（観察，面接，検査，測定，試験）のポイント
・作業能力の評価（耐久性，集中力，器用さなど）
・作品を通じての分析（心理面やパーソナリティーの部分）
・認知面の評価（指示理解やこだわりの強さなど）
・対人技能の判断（困っている時に発信できるか，グループ内で安心して作業できるか）
・適応力（準備や片付けなど共有作業を自然と動けるか）

③治療訓練のポイント
・成功体験による自信付け
・土を練る体験は，昔経験した泥遊びに似ており，心地よい触覚刺激で退行を促せる。
・対人技能の改善（手順などが分からず，困っているときに発信できるかなど）
・作業に没頭し，自閉的になっていないか
・他者にも関心を持てるか
・自分以外の家族や親しい人へ作品作り
・適応力の改善（こだわり過ぎて作業が進まない：削りに3〜4回もかけるなど）
・準備や後片付けをしない

・終了時間を過ぎても作業を続けようとする
・多弁であまり作業が進まない
・復職段階では，定期的な参加継続と作業量や耐久性，生産性を高める体験を促す

(4) 音楽活動による作業療法（音楽療法）

①活動概要の説明
目的：・抑圧されていた感情と情緒の賦活を図る
　　　・カタルシスを促し，心的緊張を解く
　　　・自己の内省（洞察）を促す
　　　・自己表現の場を提供する
　　　・対人関係，集団適応能力の改善を図る
人数：6〜10名
手順：①ウォーミングアップ→②ピアノの音に合わせ，ゆっくりとストレッチしたり，声を出す→③2人1組となり，ペアに合わせて一緒の動きをする→④手拍子のリズムを自分で考え，隣に送っていくなど→⑤選曲→メンバーそれぞれに選曲本を渡し，各自でリクエストする→⑥斉唱→⑦感想（メンバー個々に終了時点の感想やコメントを出してもらう。）

ピアノの音に合わせ，皆で歌う。特に音程や声の大きさにこだわらずに，メンバーが自由に声を出し歌う。歌が上手になることを目的とせず，その時の心理面や感情を扱っていき，歌ばかりではなく，歌詞やリクエストの中からテーマを出し，メンバー個々の情緒面を引き出す。時には俳句を作ったり，画用紙に自分の心の色や形を描写してもらい，声を出すだけではない自己表現やカタルシスを促す。

②評価（観察，面接，検査，測定，試験）のポイント
・表情や態度など非言語的コミュニケーションを観察する

- 集団から乖離していないか（声の出しすぎ，自閉的で口が動いていない，作業療法士の話をまったく聞いておらず無視する，流れを無視した選曲など）
- 言語化できているか
- 対人関係能力（特定のメンバー間のみの交流，選曲時に他者への配慮はあるか，曲探しでサポートできるか）

③治療訓練のポイント
- 感情・情緒の賦活，発散：皆で歌ったり，曲の合間の情緒的な会話をすることで賦活
- 適応力の向上（その時の心理状態が大きく参加態度に影響するため，適時介入し，参加が必要な場合は話し合う）
- 自己の内省力を促す
- 集団所属体験（高齢者では受け入れられる体験や昔の話をすることによって活動性も上がる。また，皆で歌うため技術や能力を要さず，人と比べられず，自分のペースで入れる）

(5) 手工芸活動（革細工・刺し子）による作業療法

①活動概要の説明
目的：・達成感の獲得や成功体験をとおした自信づけを図る
　　　・集中力，耐久性の向上を図る
　　　・作業ペースや作業の仕方の見直しを行う
　　　・休養と賦活の切り替えや調整などを意識させ，疲労を最小限に抑える学習体験を行う。

人数：10名程度
手順：コースター作りから開始することを進め，作業に入る前にスタンピングの練習を行う。①丸や四角などの型枠から革を切り取る→②スタンピング（水に濡らした革に刻印で模様を打ち込む。ただ模様を並べるのではなく，構成力を評価するため，事前に患者にも伝え，考えて刻印を打ってもらう。）→③染色→④裏革貼り→⑤穴あけ（かがり紐を

通すために，外周に穴を開ける）→⑥かがり作業→⑦ニス塗り

※基本のコースター（2回ほどで完成）を体験した後は，小銭入れやキーケースなど工程の多い作業へ移行する。能力によっては，展開図から設計してもらい作っていく。また，刻印を打つスタンピング以外にも絵柄を自分で考えて立体的に仕上がるカービング法もステップとして入れていく。

②評価（観察，面接，検査，測定，試験）のポイント

- 作業能力：巧緻性，耐久性，集中力など
- 認知の評価：指示や工程の理解，こだわりの強さなど
- 作品に対する取り組み方：愛着が持てるか，慎重になり過ぎないか，失敗時の立ち直りなど
- 適応力や対人技能面
- 作品から分析できる精神状態や心理面の評価

③治療訓練のポイント

- 陶芸よりは枠がはっきりしており，単調な繰り返し作業やあまり技術を要さないでよいため，作業に対して拒否や不安のあるケースも導入しやすい
- 革細工のスタンピングでは，革を叩くことにより攻撃性の発散になる。刺し子では自分のペースで単純な繰り返し作業のため，作業に没頭し集団の中でも自閉的な空間で過ごせる
- 革そのものの柔らかい触覚刺激は温かみがあり，実用的に使え，受け入れられやすい
- 作業に没頭する人では疲労を感じにくいため，休養の促しも必要となる
- 復職前では，ケースに合わせて負荷や作業量を高めていき，耐久性やリズムを整える。また，他の患者に教える立場をとってもらい，まとまりを高めていく

(6) スポーツ活動（ファミリーバドミントン）による作業療法

①活動概要の説明

目的：・身体感覚の回復を図る

・集団活動の体験
・ストレスや攻撃性，衝動性の発散を図る
・うつ症状の回復度の確認を行う
・コミュニケーション能力や対人関係の改善を図る

人数：6名以上

手順：①ストレッチ：円形になり，全身のストレッチを行う。患者の回復段階に応じて，ストレッチのリーダーを依頼したり，メンバー全員にストレッチを考えてもらい，役割・表現の場としても利用する→

<ルール>
ラリーポイント制の15点マッチで行う。チームは3人で構成され、後衛左側、後衛右側、前衛をそれぞれ守備する。後衛の選手はコートの左側，右側の枠から出てはならない。前衛の選手はコート全てを動くことができるが，手首を返したスマッシュは禁止である。2回以内で相手コートに返さなければならないが，1人で二度打ちはできない。サーブは後衛右側の選手が行い，相手の後衛右側（向かって左側）のコートに入れなくてはいけない。

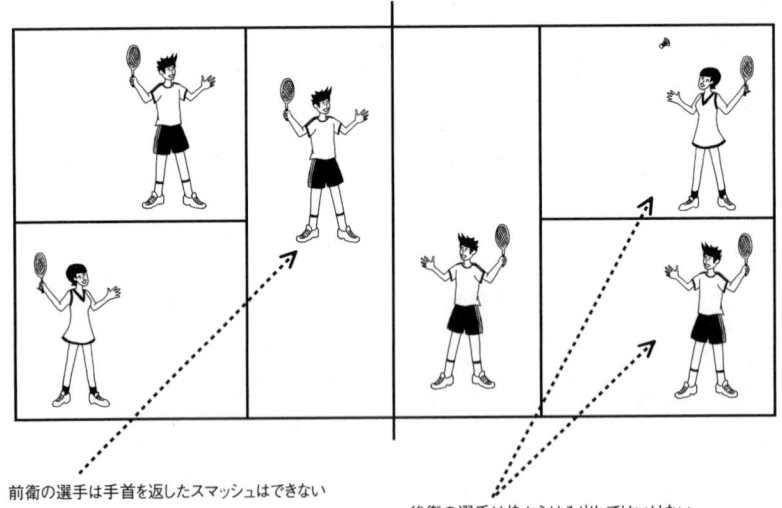

前衛の選手は手首を返したスマッシュはできない

後衛の選手は枠からはみ出してはいけない

<スポーツを用いた訓練治療のポイント>
　スポーツは攻撃性を解消しやすく全身の心身機能を賦活するためうつ病患者には有効な治療効果をもたらしやすい。ファミリーバドミントンでは，守備範囲が決められているため動きすぎるのを防ぐことができる。しかし，職場や社会においてオーバーワークになりがちなうつ病患者や双極性障害の患者は守備範囲を大きく超えて動いてしまったり，1人で全ての攻防を担ってしまい後半まで体力がもたないケースがみられる。

図IV-10　ファミリーバドミントンのルール解説

②ウォーミングアップ（2人3脚，スキップ，ダルマさんが転んだ，手押し相撲など相手やグループに合わせた身体運動を促す）→③基礎練習（ラリー，サーブの練習）→④初心者にはルールの説明（説明に関しても，患者主体に伝達してもらい役割としても利用する）→⑤チーム編成（3人1チームで経験や能力を考慮してチーム分けをしていく）→⑥試合開始（ラリーポイント制の15点マッチ。季節や疲労度合いにより，適度に休憩を設定する）→⑦整理体操（クールダウンとして軽いストレッチ）

※引退試合：退院を控え，最後の参加者には引退試合を行うか確認し，自分の好きなように組んでもらう（図Ⅳ-10）。

②評価（観察，面接，検査，測定，試験）のポイント

- 身体機能（耐久性，持久性，筋力，柔軟性）について
- ボディーバランスとボディーイメージ
- 目と手の協調性
- スポーツ種目ごとの適応と興味を調査する
- 非言語的コミュニケーション能力（ハイタッチや握手など）
- かけ声などの言語的コミュニケーション
- 相手によってプレイスタイルを変えるか
- 表情や感情表出の種類
- 狭小的視野の有無を確認する
- 協調性あるプレイを行えているか観察する

③治療訓練のポイント

- ルールをしっかりと守ることを伝え，しっかりとした治療契約を結ぶ
- 体操やストレッチを入念に行うことを伝える
- 初回は無理のないようにプレイすることを伝える（その後，その促しに従っているか観察する。）
- スタッフがリーダーとなり，会を進行する。その際に，患者が指示通り，準備や後かたづけなどに従い動いているか観察する
- 成功体験が必要な患者に対しては，上手にプレイできていたことを伝え

る（正のフィードバック）
- 自己評価が高い患者に対しては，上手にプレイできていたことについては触れず，周囲の事象について質問してみる。どの程度，周りに注意を向けていたか確認する（セルフモニタリングへの働きかけ）
- 不適切な行動や興奮するような場面がある場合は，その場で注意し，守れない様子の時には休憩を取らせる
- 集団における振る舞いに関しては，促しと抑制の程度を使い分ける

9) 不知火病院におけるうつ病治療の特徴

　従来型のメランコリー親和型うつ病が減少していることは，共通の認識としてなされている。不知火病院でも，約90％のうつ病患者が非メランコリー親和型うつ病であると指摘できる。しかしながら，一方ではこのような新しいうつ病については，逃避型うつ病，現代型うつ病，自己愛型うつ病とさまざまな意見が報告されている。
　今回，このような新しいタイプのうつ病に関して，この本では現代型うつ病（自己愛型うつ病）と統一して，表現することにした。
　現代型うつ病の特徴としては，従来の抗うつ薬が効きにくいということや臨床心理士による個人精神療法が機能しにくい点が特徴である。また，休職中にも関わらず，仕事には行けないが，自分の好きなパチンコや車の運転などには興じられるといった状況も特徴であり，職場としても対応に苦慮している実態がある。
　しかし，このような患者に対する明確な治療論は確立していない。不知火病院では，このような患者に対して，薬物療法と精神療法の効果が低いということから，「中集団療法（10人前後の集団療法）」による治療が有効であることを提言している。自己愛傾向が強い患者にみられるように，傷つきを恐れるあまり，1対1の療法においては，自己防衛が強くなり，自分の内省にいたることが少ない。しかし，中集団療法では自己の傷つきを最小限にとどめ，

自己に向き合うことが可能となる。それを可能にするためには，トレーニングを積んだ，作業療法士，精神保健福祉士，臨床心理士が同席して，不用意な介入をしないことがポイントである。これらは，これまでの難治性の高い自己愛傾向を示すうつ病型の治療に新しい扉を開くものと考えている。要点は治療の中に言語性の治療法と非言語性の治療法の2方法を併存させることにある。特に，作業を媒体とする作業療法は，中集団療法を最大限有効的に扱うことのできる療法であるため，今後，非メランコリー親和型うつ病（現代型うつ病）の治療の中核を担う可能性が高いと予想される。また，作業療法は言語性の介入と非言語性の介入を同時に行える利点ももっているため，中集団療法を用いた活動時に発生した問題を治療や訓練として扱い，患者に集団の中で直面化させることができる。ただし，どのような作業活動によって現代型うつ病が回復にまで至るかについては，今後の研究を待ちたい。

10) うつ病患者と復職支援

不知火病院では，2003年より入院患者を対象に，復職支援プログラムを行っている。しかし，この間の経過では，休職中で，うつ症状が回復したにもかかわらず，復職支援プログラムの導入率は32％と非常に低かった。この結果，うつ病の回復が必ずしも復職には直結しないという事実が明らかになり，うつ病の治療と同時に復職を目的とした適応能力の向上のための治療の必要性を痛感している。

また，現状では，復職可能と診断する基準もなく，医師によっては安易な復職可能との診断書を出しているため，診断書の信頼性が問われている。うつ病患者の復職を可能にする要因は，①うつ症状の改善，②知的な作業能力の改善，③職場環境や家族の調整と改善，④本人の要因に関する具体的な対策，である。不知火病院では，2007年から入院患者だけでなく，外来患者を対象にした復職支援プログラムも実施している。事前の検査が良好で判定委員会で受け入れ可能となった者に，復職支援プログラムを2カ月もしくは

3カ月継続できた時の復職持続率は73％であったが，復職支援プログラムを希望した全対象者の中で，実際に復職できた患者は48％と低い結果であった。この結果，全ての休職者が復職可能となるわけではないが，復職支援プログラムへの導入が可能となり，継続し，治療を受けた患者は，復職の可能性が高まることがわかった。現在では，復職支援プログラムが注目されるようになり，全国各地で実施されつつある。

　精神科病院の機能分化を検討した厚生労働省における研究では，不知火病院のストレス病棟が研究の対象となっていた。そのため，2005年に社会的役割及び設置基準などに関する研究が行われ，この調査の結果，ストレスケア病棟入院者の約70％以上が勤労者という特徴からも，復職支援が重要な位置づけを占めている。

　不知火病院では2003年より入院者を対象に退院前1カ月に限定した復職支援プログラムを立ち上げ，現在に至っている。不知火病院が独自に立ち上げ，運営してきた復職支援プログラムについて紹介する。

(1) 入院部門における復職支援プログラム

①プログラムの概要

　目的：・生活リズムの改善と体力の向上
　　　　・現実不安の軽減
　　　　・自信の回復を通して入院環境から現実生活への移行をより円滑に進め，復職準備性の向上を図る
　　　　・入院治療過程で整理された不適応要因を患者自身再確認し，自分なりの適応行動をあらためて模索・実践し再発防止を図る

　スタッフ構成：臨床心理士，精神保健福祉士，作業療法士，看護師，カウンセリングナース，健康運動指導師

　患者特徴：2006年1月～12月にプログラム導入となった患者について紹介する。

　参加者数は41名，平均年齢41歳，85％が男性であった。

職種：会社員と公務員が90％を占める。管理職は27％，大卒以上の学歴を有しているものは73％

診断（DSM-Ⅳ-TR）：全例が気分障害（反復性うつ病64％，人格障害者（傾向を含む）44％，過去に復職失敗経験者は71％）。中年期男性の反復性うつ病患者が多い傾向であった。

プログラム構成：セミクローズドグループ形式で，毎回3～5名で構成

導入の流れ：図Ⅳ-11を参照。

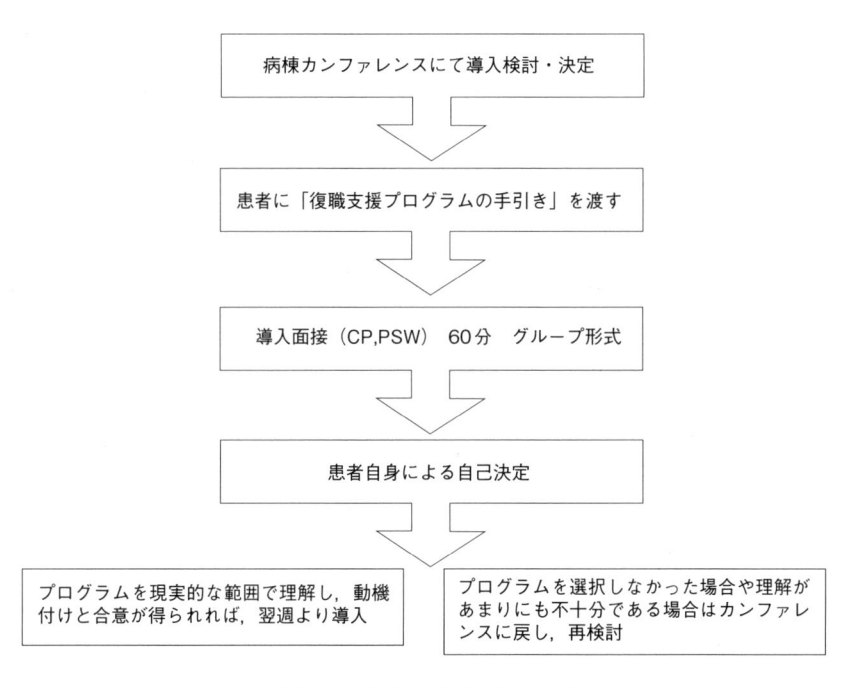

```
┌─────────────────────────────┐
│  病棟カンファレンスにて導入検討・決定  │
└─────────────────────────────┘
              ↓
┌─────────────────────────────┐
│  患者に「復職支援プログラムの手引き」を渡す  │
└─────────────────────────────┘
              ↓
┌─────────────────────────────┐
│  導入面接（CP,PSW）60分　グループ形式  │
└─────────────────────────────┘
              ↓
┌─────────────────────────────┐
│       患者自身による自己決定        │
└─────────────────────────────┘
              ↓
┌──────────────────────┐  ┌──────────────────────────┐
│ プログラムを現実的な範囲で理解し，動機 │  │ プログラムを選択しなかった場合や理解が   │
│ 付けと合意が得られれば，翌週より導入  │  │ あまりにも不十分である場合はカンファレ   │
│                      │  │ ンスに戻し，再検討           │
└──────────────────────┘  └──────────────────────────┘
```

図Ⅳ-11　復職支援プログラムの流れ

②復職支援プログラムの手引きについて

導入面接1週間前にプログラムの趣旨や内容，週間スケジュールシートの説明などを記載した「復職支援プログラムの手引き」を渡す。休職状況（環境因・性格因）への内省課題が設定されており，自分なりの振り返り作業を

通して問題の同定を促進させ，治療的理解を促す．

③プログラムの導入面接

復職支援プログラム参加のための判断は，ハミルトンうつ病病状評価表で評価し，種々の判定会議により，総合的に参加の可否を判定している．導入が決定した後の導入面接では，プログラムをどのように利用したいのか，また何を期待しているのかなど，患者のニーズを把握しながら，適宜患者のプログラム認知を修正・教育する方向に介入する．加えて，簡単なストレスモデルについて心理教育を行い，自分がどのタイプのうつであるかについて自覚を促す．

本人の取り組むべき問題やリハビリテーションプログラムであることを患者に理解してもらうことが最大の目標となる．プログラムでは週間スケジュールシートを用いた日々の自己観察や病棟における適応行動の実験など患者自身の主体的な作業が中心となること，スタッフはその作業を促進させる間接的援助を中心に行う．

④プログラムの内容

プログラムが開始されると「総合ミーティング」と「対人スキル訓練」の2つの復職専用プログラムに参加することとなる．全体のプログラム構成はこの2つのグループに参加することにより，これまで参加していた病棟の治療や作業療法が復職に向けての作業としてより意識化される方向に統合され，全体が形作られる．担当スタッフは，作業療法士，臨床心理士，精神保健福祉士，カウンセリングナース，看護師である．

＜総合ミーティング＞

各自が作成した週間スケジュールシートを用いて3分間のプレゼンテーションを行い，先週の自己観察課題と振り返り作業について報告してもらう．それを受けてメンバーはお互いに意見交換や発表者への印象を率直に表明しあう．スタッフは病棟生活や作業療法場面，病棟行事の運営プロジェクトにおいて観察された行動特徴について発表者にフィードバックを行い，適応様式についての自覚を促進させる．

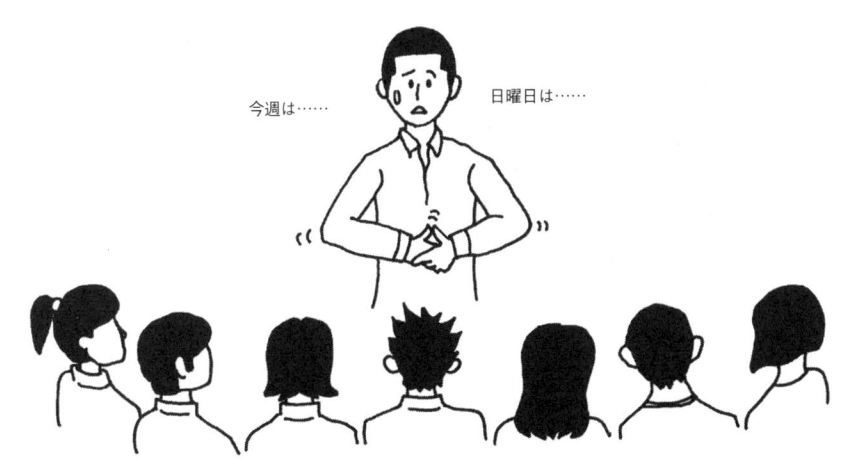

図Ⅳ-12 他者に自分の週間活動を報告することで，生活様式を自ら振り返り，さらに発表した内容にかんして，他者やスタッフからもフィードバックを受けることができる。

　グループワーク後半でメンバーは今週の週目標を考え，これを達成するような予定を組む．スタッフは週目標が入院生活において実践可能で，成功体験が得られるような目標設定になるように適宜介入していく．
　これらの作業を通してメンバーは自分の不適応行動に目を向け，新しい適応行動を模索していく．自分なりに見出した適応行動を病棟内で実践し，成功体験を積み重ねていく体験は自信の回復や現実不安の軽減につながる．

＜対人スキル訓練＞
　復職直後に想定される本人が困りそうな対人場面をそれぞれ提案してもらい，練習課題を決めて場面設定し，ロールプレイを行う．
・復職初日の挨拶
・病気について聞かれたときの対応
・体調不良時に仕事を任されたときの対応　など
　また，入院中のメンバーにとって直近の課題として上司面談や産業医面談など復職関連場面が提案されることも多い．
　グループの進行は正のフィードバックを中心としたSST（社会生活技能訓練）的な手法を用いてメンバーの自信の回復を図るが，心理教育的な要素も

適宜取り入れ，認知と行動の両面に働き掛けていく。認知への介入としては「受け入れる職場側には復職者が思っているほどの理解はない」という現実を理解してもらい，また適度なあきらめを持ちながらも，折に触れて自分から自己主張していく必要性に気付いてもらうことが重要になる。

(2) 外来部門における復職支援プログラム

入院部門とは異なり，このプログラムでは，模擬通勤として，自宅から病院に通ってもらい，実生活を送りながらより現実社会の中でのプログラムとなる。

復職支援プログラム（リ・スタート：全国的名称はリ・ワーク）では復職可能な状態であるか症状面やモチベーションなどを図るため，事前に諸検査を受けてもらい，その結果を毎週行われる判定会議で検討し，導入となる。

スタッフ構成は，作業療法士，臨床心理士，精神保健福祉士，看護師である。プログラム時間は午前9：00～午後3：00とし，実施日は月曜日～金曜日。

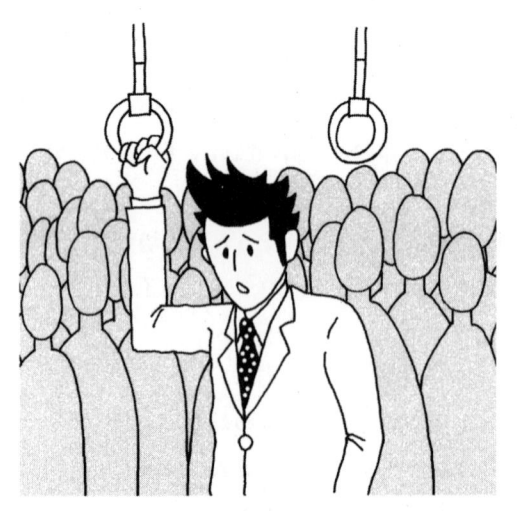

図Ⅳ-13　自宅から病院(復職支援プログラム)への道のりは模擬的な通勤として位置づける。より現実的な模擬社会をつくりだすことがプログラムでは必要である。

参加者の参加頻度は最低2回の利用とし，復職が近づくにつれ頻度を増やしていく。以下の事項を満たす患者を対象としている。

①プログラムの対象者
・通院及び退院後で，現在休職中（有職）であり，復職を目的にしている
・最低週2回のプログラムに参加できる
・プログラム参加により，復職見込みに可能性がある
・起源を3カ月とし，復職を目指す

②プログラムの利点
プログラム実施による利点については，以下の点が挙げられる。
・生活リズムを確立し，早期復職の目標が明確となる
・共通の目標を持った仲間との共有体験ができる
・専門スタッフへ随時相談が可能
・職場介入など個別相談ができる
・家族へのサポートプログラムがある

プログラムの内容は，「総合ミーティング」と「ソーシャル・スキル・トレーニング」の2つの復職専用プログラムに参加することとなる。2つのプログラムでは復職サポートプログラムで前述した部分に加え，入院に比べ長い時間をプログラムで過ごし，自分で過ごし方を組み立てていかなくてはならない。また，生活のベースが家庭にあるため，生活の組み立ても重要な課題となる。8週目ごろより，アサーショントレーニングとして状況に応じて適切な表現ができるように認知の修正を図る。作業療法は，毎週火曜日の午前中に行われる。

(3) 復職支援プログラムにおける作業療法の関わり

①作業療法への継続的参加の促し
復職に向けて業務時間を想定した参加を促し，集中力を要する「革細工」と体力向上を目指す「スポーツ」を復職のための必須プログラムと位置付ける。

様々な作業療法場面より，作業遂行様式や適応力，性格傾向について観察・評価し，適宜介入する。また，仕事をする上で必要となる継続的に参加できるかを評価し，復職プログラム導入となると不安や焦りも高まり身体的精神的な不調を訴える傾向が多いので欠席の際に介入を行う。その結果をミーティングやカンファレンスの場で発信していく。

②病棟行事の企画・運営

　花見会やクリスマス会など病棟の季節イベントを復職メンバーでプロジェクトチームを作り，実際の患者の呼びかけから会の司会・進行をリハビリの一環として行ってもらう。このような実際のリハビリ体験の中で，メンバーは休職に至った背景となる不適応行動を繰り返すことが多い。作業療法士の関わりとしては，大きく方向性がずれれば適宜介入はするものの，あまり手を出し過ぎずに，失敗に終わったとしても「何故できなかったのか」をメンバーに振り返る機会とする。メンバーにとっては疑似的な職場となり，復職先に応じて負荷の掛け方やサポートの度合いを検討する。このような人をまとめたり，時にはスタッフを動かすことによりリーダーシップをとる体験となり，自信の回復ができる。

③作業遂行機能と認知機能の評価

　能力的には高い水準が保たれ，問題が見当たらない患者は少なくない。なぜ休職に至ったかを知るためにも，作業を通して様々な環境を設定し，負荷をかけて，正確な評価を行う。復職支援プログラムの作業療法の枠では「作業テスト」を用いて作業の進め方や仕事のスタイルを振り返る場としてグループ内でのディスカッションの材料としていく。この作業テストにおいてはグループの中で実施するため，一般的な点数との比較はし難いが，皆の前で行うため，リアルタイムで個人の癖や性格などをメンバー同士フィードバックできる。作業療法の枠では主にWisconsin Card Sorting Test (WCST)や竹井式一般職業適性検査における共応検査，ボールペンの組み立て時間と本数などの検査とともに，バウムテストを組み合わせながら実施している。これらの検査について紹介する。

＜Wisconsin Card Sorting Test＞

　Wisconsin Card Sorting Test(WCST)は,「抽象的行動」と「セットの転換」に関する検査で,一般的には前頭葉機能検査法として知られている。赤,緑,黄,青の1～4個の三角形,星型,十字型,丸からなる図形のカードを示しながら,被験者の反応をみる検査である。検者は,被験者に対して色・形・数の3つの分類カテゴリーのいずれかに従って,1枚ずつカードを示す。被験者は,それがどのカテゴリーに属するのかを自分自身で類推し,反応カードを示す。

　検者は,検者の分類カテゴリーと被験者のそれとの一致(正解),不一致(誤り)のみを答える。被験者は,検者の正否の返答のみを手がかりとして,検者の考えている分類カテゴリーを推測して4枚のカードの何れかを選択する。検者は,被験者の連続正答が決められた回数に達成したら,被験者に予告なしに分類カテゴリーを変更する。これを一定回数(標準的には128回)続けていく。検者は,被験者によって達成された「分類カテゴリー数」や,「保続性誤り数」によって,被験者の前頭葉機能を評価する。

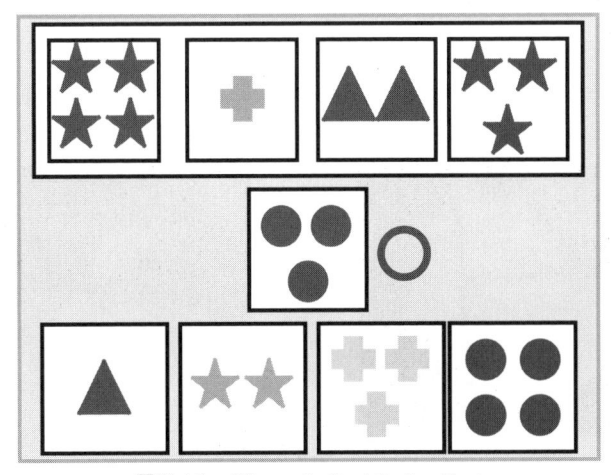

図Ⅳ-14　Wisconsin Card Sorting Test
色,形,数の3分類のカテゴリーを瞬時に判断し,提示されたカードと4枚のカード何れかを選択し,一致させていく。

当院の作業療法では特にストレス下での処理能力や思考・行動パターンを確認できるように設定する。陥りやすい思考・行動パターンをメンバーと共に確認し，効率を上げる方法をグループで話し合い，実践に移していく。ほとんどのケースは回数を重ねるごとに成績が上がっていく（図Ⅳ-14）。

＜共応検査（竹井式一般職業適性検査）＞

　竹井式一般職業適性検査は，人間の基本的な心理的性能因子を仮定して，これを最もよく検査できる方法を考案して作成されたものである。評価できる能力は言語的能力，算数的能力，書記的能力，手先の器用さ，目と手の共応の能力，空間的判断能力，形態知覚，精神的反応速度である。使用する検査器具は，狙準検査器，共応検査器，リング挿検査器，積木組立検査器，型盤検査器，精神反応速度検査器，カード分類検査器，である。ペーパーテストによる適性検査と比べると，器具を用いて空間的判断や手先の巧緻性などの運動的要素を多く含んでいる。

　作業療法では，個々の得意・不得意な分野を把握し，不得意な作業の効率を上げるためにはどうしていくかを検討していく。その中で，テスト結果の点数が高ければ自信につながる反面，作業能力ではない対人関係の取り方や仕事の進め方，完璧主義といったこだわりも評価できてくる。また，スタッフからだけではなく，同じメンバーからのフィードバックでは素直に受け入

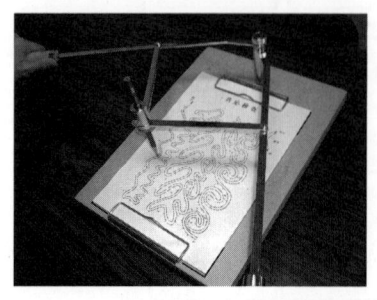

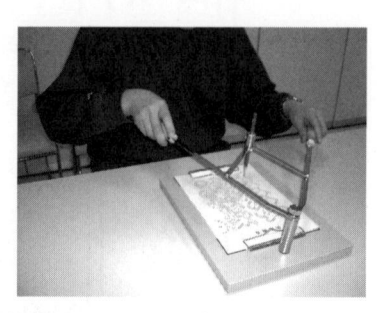

図Ⅳ-15　共応検査の様子
　両側動作によって道具を操作し，用紙に記載されている二本の線の間を縫って描いていかせる。外に出ないように注意させ脱逸したらすぐに戻り途中で線が切れないようにさせる。

れやすく，修正や気づきに役立つ（図Ⅳ-15）。

＜バウムテスト＞

事前の治療予測を行うために，不知火病院では，メランコリー親和型うつ病患者はもちろん，難治性の高い患者の治療予測をたてるうえで，バウムテストを活用している。その結果，バウムテストの結果が治療予測とほぼ一致するという結果をえている。

バウムテストとは，実のなる木を書いてくださいと画用紙に木を書いてもらう投影法で，5分ほどで終了し，患者に負担なく行えるテストである。

結論的にいうのであれば，予後が良好である群は，写実性にとんでいる。しかし，難治性の患者は非写実性である。たとえば，木が途中で切れている，実がない，などの特徴がある。さらに，攻撃性も予測できる。几帳面でまじめで，従順な印象を表面的には感じても，背景には攻撃性などがみられる患者も多い。具体的には，バウムテストにおいて木の枝が鋭いなどの特徴がみられる場合は，内的な攻撃性が考えられるため，治療訓練中には注意が必要である。この攻撃性が外に向いたときは，スタッフや他の患者に向けられるが，それが内に向いたときには自殺の危険性が考えられる。そういった結果からバウムテストの有用性が高い（図Ⅳ-16）。

＜ボールペン組立作業＞

モダプツ法によって算出した数値を基準にし，ボールペン10本を組み立てる作業の所要時間を計測している。健常者であれば，1本当たりの組立所要時間は約12秒前後であるが，復職支援プログラムの参加者の中には，20秒以上かかるメンバーもいた。作業効率におけるこのような患者の問題点は，確認行為（強迫症状）である可能性があったため，その要因について繰り返しフィードバックを行った。すると，大幅に時間が短縮した。

このように，言語的フィードバックによって行動の修正ができるような内省力の高い方が復職支援プログラム参加者には多い傾向がある（図Ⅳ-17）。

④復職支援プログラムにおける作業療法のポイント

復職支援プログラムに参加している患者は，復職への焦りや緊張から能力

＜　転帰良好群　＞

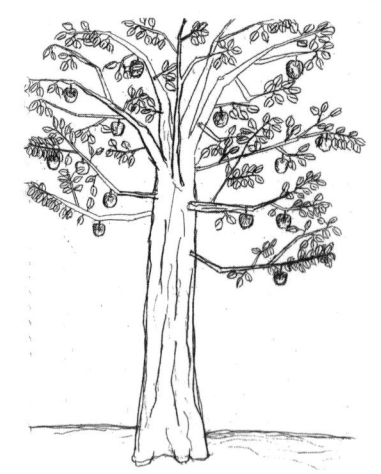

・木としての整合性がある
・樹木の位置バランスが良い
・樹冠と葉が写実的に書かれている

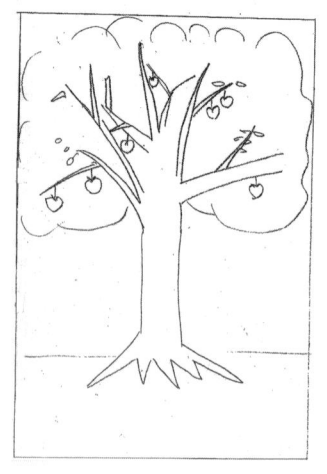

・木としての整合性
・樹木の位置バランス
・樹冠や葉が描かれている

＜　転帰不良群　＞

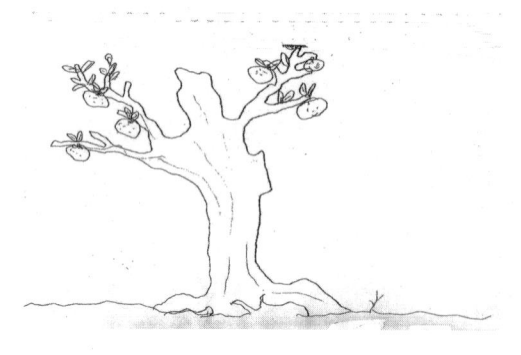

・横書き(取り入れへの抵抗感)
・樹冠や葉の記載の非写実性(木としての整合性の悪さ)

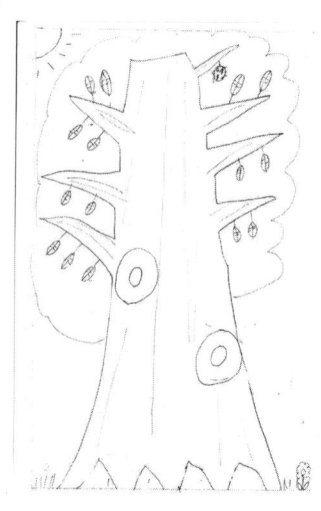

図Ⅳ-16　バウムテストの転帰良好群と転帰不良群

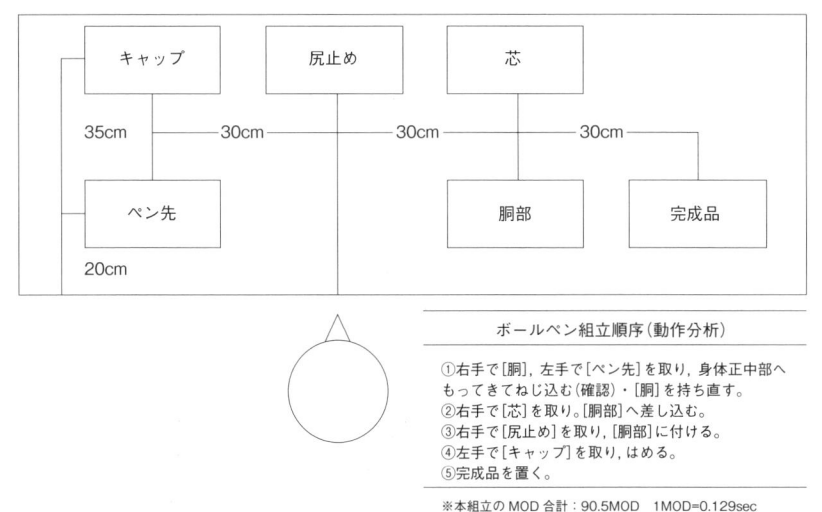

```
┌─────────────────────────────────────────────────────────────┐
│  ┌─────────┐    ┌─────────┐    ┌─────────┐                  │
│  │ キャップ │    │  尻止め │    │   芯    │                  │
│  └─────────┘    └─────────┘    └─────────┘                  │
│  │  35cm     30cm        30cm         30cm                  │
│  ┌─────────┐    ┌─────────┐    ┌─────────┐                  │
│  │  ペン先 │    │  胴部   │    │ 完成品  │                  │
│  └─────────┘    └─────────┘    └─────────┘                  │
│   20cm                                                      │
└─────────────────────────────────────────────────────────────┘
```

ボールペン組立順序（動作分析）
①右手で[胴]，左手で[ペン先]を取り，身体正中部へもってきてねじ込む（確認）・[胴]を持ち直す。 ②右手で[芯]を取り。[胴部]へ差し込む。 ③右手で[尻止め]を取り，[胴部]に付ける。 ④左手で[キャップ]を取り，はめる。 ⑤完成品を置く。

※本組立のMOD合計：90.5MOD　1MOD＝0.129sec

図Ⅳ-17　ボールペン部品の配置と組立順序

図で示した間隔で部品を配置し，組立順序に従って組み立てる。モダプツ法で算出すると11.67秒が組立に必要な時間となるが，不知火病院の実践では，健常者であれば約12秒前後で組み立てることができる。

が発揮できていない可能性が考えられる。しかし，患者本人の認識は低いため，自信を喪失しているケースがある。そのようなときには，作業体験をとおして，それらを客観的に認識できるように介入する。それにより，本当は作業能力そのものには問題がないことを知り，自信とともに本来の自分に回復していくケースがある。また，そのような体験を患者間同士で共有したり，本来の作業能力を発揮するためにはどうしたらよいかを一緒に考えることが重要である。その過程で，できなかったことができるようになったり，課題に取り組んだりしながら，復職の自信へと繋がっていく。その他の留意点については，以下に列挙する。

・復職に対する意欲の確認をし，明確な治療契約（目的と方法）を結ぶ
・切迫感のある患者とない患者の差が大きいため，切迫感がなく，「通うだけで良くなる」「入院すれば治る」というように，依存的な状態では改善にはつながらないことを伝える
・「上司が変われば」「異動ができれば」治ると思っている患者は多い。実

際に職場調整がされると，スムーズに復職するケースもあるが，再入院をするケースの方が多い
・作業要領が悪い患者が多い傾向がある。それは，確認行為による場合があるため，強迫的な仕事の仕方をしているという認識ができるようなアプローチが必要である
・緊張の強い場面になると作業能力が大幅に低下するケースが多い。
・難易度の高い作業には意欲的になり，取り組むケースがいる
・難易度の低い作業では，逆に作業能力が落ちるケースもいる。このようなケースは難治性である可能性が高い
・作業療法の一場面の問題点を取り上げ，フィードバックすると，職場で起きていた問題点と重ね合わせて考えることができる
・WCSTでは，どうしても点数が伸びないケースがあった。そのような際には，うつ病再燃の原因が，認知機能障害にある可能性を考慮すべきである。また，生活リズムが不安定な患者は，午前と午後の成績に大きな差があった
・効率が改善，向上する方法や問題点について，メンバー同士がお互いに本音を言い合うことができるような中集団の活動を意識する

第Ⅴ章 ❖ 職業別にみる作業療法

　現代では，かなり多くの勤労者がうつ状態になり，仕事中の思考障害や認知機能の低下（注意や集中，判断などが困難な状況）が業務を阻害する決定的な要因になっている。具体的には，日本の産業構造が，第三次産業主体の産業へと変化していることが挙げられる。体が動くとか，動作性が良いといったことが，一概に仕事（作業）効率に結びつくとはいえない。つまり，分析力や集中力や判断力が良好に機能することが業務を遂行できる大きな要因となってきた。また，現代の産業は，全ての産業においてIT化が促進されており，身体的労働が優先されていた産業においても，分析力や注意集中が非常に重要な能力として位置づけられるようになった。これからのうつ病患者の治療は，そのような時代背景を考慮した対応が必要となってきた。

　この章ではⅣ章で解説した作業療法について，職業別に分けて説明する。

1. 職業別の業務特徴と作業療法

1) 学校教師

　少子高齢化の中，学校教師の抱えるストレスとして，家庭内暴力から学内暴力による「学級崩壊」，些細な教育感の違いから理不尽な親の苦情による「モンスターペアレント」，「事務処理の多さ」などが挙げられ，疲弊しやすい職種となっている。教員になるまでは，自分の人生観に沿って志も高く熱血指導を目指しても，実際の職場では思い通りに行かずに，常に子どものモデルとして模範・規範など万能を求められ，抑圧した感情を抱きやすい。また，周囲からは公務員と同様に安定した職業や経済状況に恵まれていると見られやすい。また，学校間によっても業務量が異なり，異動した赴任先でストレスが増大するケースが目立つ。特に十分な申し送りもなく，急に新しい職場環境や仕事量にすぐさま適応することが求められる。教師を取り巻く環境の変化は大きく，例えば，夏休みがほとんど取れないなど，30年前の教師の環境とは全く異なった状況になった。

(1) 作業療法における対応のポイント

①思考パターンの柔軟性を養う
　0か100か，有る・無しかだけの一方的な思考パターンに陥りやすいので，作業を通じて自分の能力に合った中間点・妥協点を見つけていく。その過程では作業の手順や工夫点を自分で考えてもらい，困っていることが発信できるように介入する。責任感が強く，頑張りすぎる傾向にあるため，抱え込ま

ないように見守りながらも適宜介入する。

②抑圧しやすい感情を発散していく

　ストレスを溜め込み，1人で抱えきれなくなるため，言語的ではない作業活動を媒介にして発散していく。特にスポーツでは「体力」という目に見える回復としては発散しやすく，音楽療法では情動の発散，カタルシスが期待できる。

③躁転している場合では，自ら抑制が効かない状態の場合が多いため，OT場面でもフィードバックが入りにくい

　OTの内容を制限したり，カンファレンスなどで情報を共有しながら，薬物調整も必要となる。状態が落ちついてきたならば，再びOTの中でやり過ぎないように評価しながら，OTRが主体的にプログラムを調整していく。

④復職段階に入ると，人前で話したり，クラスや保護者をまとめる能力が求められる

　治療後半ではOTの中でも他の患者に教えたり，院外活動や季節イベントの企画立案の役割を担ってもらい，リーダーシップとしてのまとめる体験を促す。各活動においても他の患者に指導したり，コミュニケーションを増やして負荷を高める。

(2) 典型的な症例紹介とポイント

<u>症例：40歳代　男性　小学校教師　独身　A氏</u>

　40歳代男性，独身。公立高校教員。公立工業高校で10年以上勤務した後，県内でトップクラスの進学高校へ異動。長い間，工業系の高校で3年生担任と進路指導教員をしていた経歴が認められ，異動先の進学校においても同役職に就く。その頃から不眠や焦燥感，急な不安に襲われ，心療内科を受診，精神科病院への入院を勧められ，不知火病院入院となりました。

　この症例は前述した行動特性を全て満たす典型的な患者でした。異動先の進学校では，学生の進学結果が全て自分の責任になるという思い込みや仕事の抱え込み，それらを発生する偏ったコミュニケーション特徴がありました。

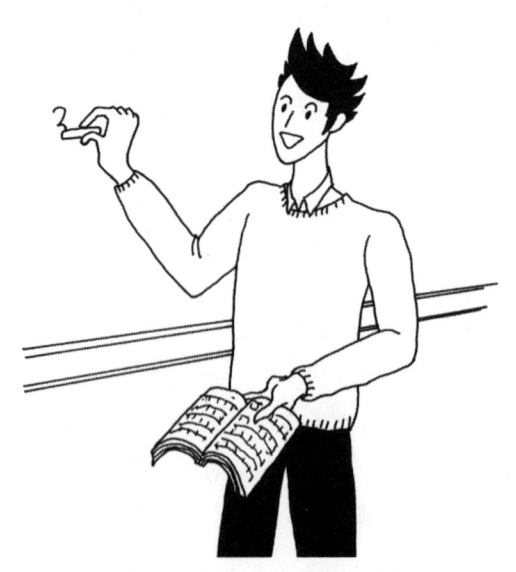

図V-1 非常に熱心な教員で進路指導を担当していた。

　作業療法では，それらの特徴を認識させる作業活動を用いて，患者に問題をフィードバックし，本人と共に，同僚とのコミュニケーション方法や作業（仕事）のペースを再検討しました。
　また，学校では，生徒1人1人に時間をかけて勉強を教え，勤務時間後も夜遅くまで残って資料作りやクラブ活動を担当し，子供や保護者から熱心で厚い信頼を受けていた先生だったようです。ある日，1人の生徒がいたずらをし，教育のために強く叱ったことで，保護者から苦情を学校側に訴えてきました。間違っていることはしていないと強く主張するも，学校の方針として保護者の前で謝罪するように決定し，それ以後，自分の進めてきた方法に自信が持てなくなり，不眠・抑うつ気分が出現し，教壇に立つこともできなくなり，入院となりました。
　入院生活では2週間の休養期が終わり，作業療法の指示が出て導入面接を実施すると，「休んでばかりはいられない，早く復職して生徒たちに授業をしてあげなければ」と焦りとともに責任感の強さが伺えました。また，早

く復職したいという焦りのためか，全てのプログラムを希望されたため，OTRとしては「休息期が終わり，ようやく病棟にも慣れ回復期に入ったばかりです。Aさんの疲労感や集団の中での人との関わりをOTの中で一緒に確認しながら進めていきましょう」と「陶芸」の1枠から開始しました。

　陶芸では自分のやり方を曲げようとせずに，一方的な思考パターンにより，理想が高く自分の能力が追いついていないため，失敗が続きました。また，他メンバーよりも発汗が多く，対人緊張が伺えました。OTRとしては，失敗しないためにすぐにサポートするという対応よりも，仕事と重ね合わせて何がストレスになっていたのかをテーマにフィードバックしていきました。実際の作品でも始めは大きく形がいびつであったものが，徐々に形も自分の能力に合わせて適度な大きさのまとまりのある作品へと変化していきました。A氏自身も「きれいに仕上げなくては」「失敗は許されない」と始めの頃を振り返り，「皆の作品や手順を見て取り入れ，アドバイスを聞くことができた」「完璧ではなく，自分の能力を再確認できた」と変化していきました。4週目ごろからは活動性も向上し，様々な活動へと拡大していき，復職段階になると季節行事「夏祭り」の企画を担当する機会がありました。この企画では同じメンバーをまとめ，準備し，運営することにより，復職に向けた自信付けとなりました。また，自分1人ではなく同じメンバーと共同で進める体験が，今までの自分で抱え込みすぎたり，考えを押し付けようとする部分を認識することにつながり，復職の運びとなりました。

2) 公務員

　安定した職業や収入のイメージを持たれやすいが，実際の業務としては多忙な事務処理や対人サービス，定期的な配置転換があり，ストレスを受けやすい業種である。特に配置転換では，まったく違う業務内容への異動もあり，申し送りもほとんどないまま，すぐに業務に当たらなければならない。

　公務員の業務内容では，マニュアル化され，迅速に的確に事務処理をこな

さなければならないため，限定されたこつこつとした業務をこなしている時にはストレスを感じにくいが，昇進などにより部署をまとめ，上司と部下に発信しなくてはならない立場になるとストレスを感じやすい傾向にある。公務員特有のストレス要因としては，4，5年ごとに繰り返される配置転換である。これは転職と同等のストレス量となる。その他，クレーマーの増加などが挙げられる。

(1)作業療法における対応のポイント

①作業能力が保たれていることを体験させ，自信付けを図る

マニュアルや枠がないと不安なケースが多いため，始めは1つずつ，分かりやすいように支持的に接する。始めは安心できる空間やある程度作業に没頭し自閉を保てる環境を設定する。作業に能力低下を感じているため，できている部分を伝え，成功体験を促し，意欲を高めていく。得意分野としては創造性を要さない，単純作業や持久性は高いので，正のフィードバックがしやすい点である。

②社会生活技能訓練（SST）によるコミュニケーション訓練

対人関係では社交性に乏しく，口下手といった病前性格が分裂気質である人も比較的多いため，HOW TO形式で伝えていく。対応として「困っているときには聞きましょう」「この作業まで終えたら，教えてください」など具体的に示し，1つ1つ保証していく。特に対人技能の面では薬物療法が効きにくく，長期間のアプローチが必要となるが，OTでは具体的なやり取りを通して経験をつんでいき対処技能を高めていく。

③復職に関しては，生活リズム作りが重要となり，定期的な参加や作業への耐久性が求められる

後半では作業量を増やし耐久性を高め，決められた作業量や時間の使い方について振り返る。また，失敗した原因として主に発信技能として「なぜ困っているのに聞けなかったのか」を直面下していく。

(2) 典型的な症例紹介とポイント

症例：30歳代　男性　公務員　独身　B氏

　10年間働き慣れた職場から異動で，全く違う分野の業務内容となり，事務処理もミスが目立ち，上司から叱責を受けることが度々ありました。仕事を辞めようと両親に相談するも「せっかく入れた職場だから，少しは我慢しなさい」と言われ，無理して出勤していたものの，問い掛けにも返答なく，頭を抱えて考え込み全く仕事がはかどらなくなったため，同僚が心配して受診し，入院となりました。

　作業療法の導入面接では，休息期は終わっているものの説明に対しても無気力で声も小さく，エネルギーの低さが伺えました。思考抑制もあり，自分で決定できない状態であったため，工程がはっきりしており，失敗が少ない革細工からの導入を行いました。活動を進める中で自閉的で他者との関わりが取れにくい部分が見えてきたため，コミュニケーションを中心にアプローチを進めました。コースターの1作品目に関してはある程度，支持的に工程

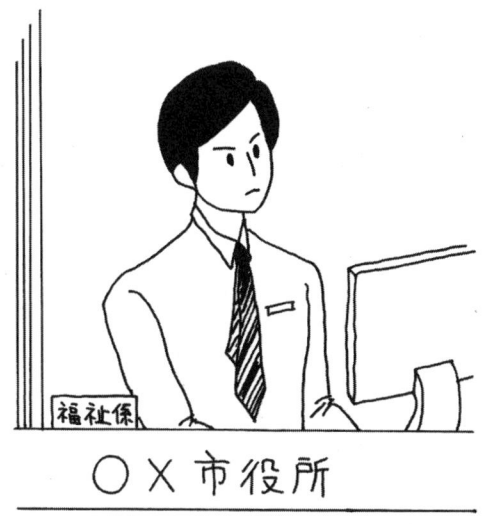

図V-2　真面目で窓口業務を黙々とこなしていた。

を説明し出来上がり，2作品目から見守りながら観察しました。やはり工程を覚えていない部分があり，困って行動が止まってしまう場面がありました。「分からない時は聞いていいですよ」と声かけすると「教えてください」と交流が取れ，OTの中の目標もまずはSSTレベルでのコミュニケーションのアプローチを行いました。B氏も始めは，ぎこちなく緊張も高かったが，作品が出来上がり，人との関わりが取れるようになるにつれて，自信も付いてきました。回復後期では，新メンバーに工程を教える立場を取ってもらい，他の患者から感謝され，他者から受け入れられる経験をしました。復職に向けては作業療法の枠を最大に拡大し，午前・午後の活動を休まずに定期的に参加し，作業量を増やしていきました。B氏も人との関わりが苦手な部分を認識し，困る前に聞いて助けを求めることをやっていきたいと自己を振り返れるようになり復職されました。

3) 営業職

経済成長期の頃は，その人に営業力がなくとも，好景気がビジネスを成功させていた背景があった。しかし，現在は100年に一度の大不況と言われるように消費者も商品を見極め，商品を慎重に判断するようになった。安い衣料品が収益を延ばす一方で，価格が高くても良質の物には客が集まるという二面性を持っている。つまり，現在の営業職は，純粋な営業マンのコミュニケーション能力や市場分析能力が問われるのである。このような時代にあっても，営業マンにノルマは科せられる。好景気の時にはそれに見合ったノルマが科せられたが，不景気になっても科せられるノルマの比率はそれほど変動しないであろう。

(1) 作業療法における対応のポイント

① させられ体験からの解放
営業職は，ノルマを達成しなければならないという強迫的思考にも似た思

考ストラテジを形成している傾向がある。作業療法場面では，自由な時間と自由な作業を保証し，決して生産的な作業を選択してはならない。また，OT導入期には，OTRがノルマに似た目標を設定しないように注意する。

②努力的なコミュニケーションが必要な場面を調整する

営業職は，客との努力的なコミュニケーションによって疲労している可能性がある。OT導入時には，コミュニケーションが必要な場面よりも，個人で自閉が保証されるような作業から，徐々にコミュニケーションが必要な作業活動へと移行する。復職を目指している患者であれば，より慎重にアプローチする必要がある。

(2) 典型的な症例紹介とポイント

<u>症例：40歳代　男性　営業マン　既婚　C氏</u>

20年間営業職として順調に業務をこなし良い成績が認められ，課長に昇進し皆をまとめる立場となりました。今までは個人の成績を懸命に頑張ればよかったのですが，まとめる立場となり，部署全体のフォローや部下たちの調整に追われ，日々遅くまで残業するようになってきました。上司と部下の狭間に立たされながらも，何とかやれていたものの，景気が悪化しリストラや離職者も出てきて少ない人数でその分のカバーを行い，ほとんど家に帰れず日常生活も不規則で不眠・食欲不振となり，出勤できなくなったため，入院となりました。

公務員などと比べると営業成績や会社への貢献度が重視され，長期間の休職では解雇されるリスクが高いためか，OTの導入面接においても治療として受け入れやすく，プログラムも目的を持って参加できていました。OTの中では個で行う作業や運動能力は高いものの，グループで進める場面になると気を使い過ぎ，何でも拒否せずに引き受けてしまう一面が出てきました。周囲からは高い能力のため，「何でもできる人」というイメージがあり，それを演じている万能な自分という部分に焦点を当て，臨床心理士のカウンセリングと併用しながら，OTでは復職に向けて「自分のきつさを伝える」「人

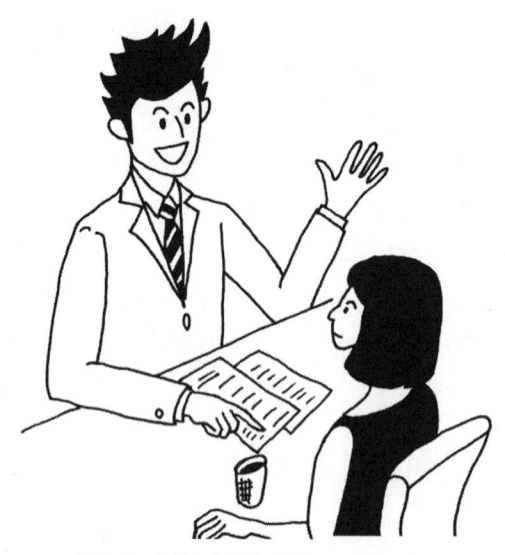

図V-3 非常に熱心な営業マンであった。

に頼る・任せてみる」を目的に行いました。始めはぎこちなさもありましたが，演じている自分から本来の自分を見せられるようになり，職場でのストレスと重ね合わせながら，認知の修正ができてきました。また，職場では課長というまとめる立場の部署としての評価で自信をなくしていたB氏が，作品を見て他者から認められ賞賛されることにより，「自分にもこんな力が残っていたんですね」と自信を取り戻すことができるようになり，退院となりました。

4）システムエンジニア

　近年のＩＴ化に伴い，システムエンジニアなどコンピューター従事者は増加している。1日中，コンピューターと向き合い，高速処理のスピードを求められるやり取りと効率化を常に求められ，疲労の蓄積も計り知れない部分がある。また，就職動機からして対人交流が苦手な人も多く，年齢に伴い，昇格し，コミュニケーション能力が問われる場面で，悪化に至るケースが多

い。症状の特徴としては，肩こりや頭痛が平均値以上に強い。

　ＩＴ従事者の傾向としては，あまり枠に捉われず，自分の想像力や発想力を必要とされるためか，知的防衛の高いケースが多い。また，仕事の処理能力は優れているものの，対人関係のとり方が分からず，場の空気を読むことが苦手で対人関係能力に乏しく，グループから浮いてしまうケースが見られる。他者から理解しがたいほどの凝り性の部分で人と足並みを揃えることが困難な場合も見られる。

(1) 作業療法における対応のポイント

①知的防衛を解いていく

　プライドや理想は高いものの，自己の能力を超えた作業水準にこだわる傾向にあるため，作業を通じこだわりの部分を受け入れられる形に修正し，適切な自己能力を認識する。また，理屈っぽく回避的にもなりやすいため，言語性の部分よりも動作性の部分で作品や結果が形として表れる作業活動はフィードバックしやすい。陶芸では通常1回程度で済む削り作業も3回ほどかけても満足できなかったり，豊富な知識は披露されるもののなかなか作り始められなかったりするケースが見られる。失敗した自分を受け入れたくないため，なかなか修正は難しいが，OTではその部分を取り扱っていく。創造力豊かなケースも多く，逆にこだわりや研究熱心な部分が他者から評価され，自信づけに働く場合もある。

②コミュニケーション場面における適応力を高める

　枠からはみ出そうとしたり，強いこだわりのため，グループ内でも様々な不適応が現れてくる。また，場を読めず相手と共感できる体験が乏しいため，OTのグループを利用して共同のチームで動くプログラムを設定していく。受け入れられる部分以外の言動に関してはきちんとできないと対処し，中でもグループメンバーからのフィードバックが有効に働く場合が多い。

③こだわりが強く，熱心に作業している時には疲れに気付きにくい

　1日の業務のほとんどが，パソコンに向かう業務をしている者には，疲労

の自覚がなく，何時間も継続して作業する傾向がみられる。また，ＩＴ関係者従事者には，１つのことに関して，昼夜を問わずのめり込む性格の人が多いため，昼休みや作業中において，上手に休養をとる意識，方法，習慣を意識してもらい，ストレスや疲労をため込まない自分のペースを把握する体験が重要になる。

(2) 典型的な症例紹介とポイント

症例：20歳代後半　男性　システムエンジニア　独身　Ｄ氏

学生の頃より成績もよくパソコンが好きで，大学を卒業後に希望したプログラミングの企業に就職し，得意分野を生かせるとモチベーション高く就職しました。元来，１つのことにこだわり，それを追求することには時間を惜しまない性格であったため，職場でも１人残って仕事をしていましたが，疲れなど感じずにやりがいを見出していました。しかし，会社の方針で業務内容の見直しがあり，全く専門外の業務へと転換することになり，その頃より仕事に対しての意欲が低くなり，仕事もはかどらず上司に叱られるようになりました。半年ほどそのような状態で出勤していたものの，出勤時間になっても部屋から出て来ずに食事もほとんど食べない状態が１週間続き，息子を

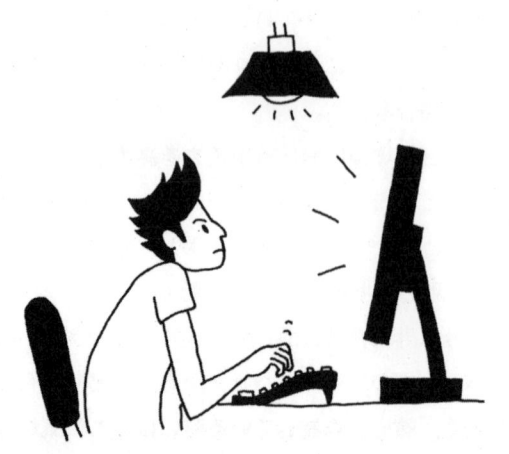

図Ｖ-4　深夜まで仕事を行うエンジニアであった。

心配した母親と一緒に受診し入院となりました。

休息期が終わり，OT導入となる頃にはエネルギーも回復しており，「自分は全く悪くないのに希望した仕事をやらせてもらえない」「同僚や会社からは連絡も見舞いもなく，冷たい連中だ」と職場に対しての怒りが全面に出ていました。OTの導入面接の時点では復職に向けて冷静な話し合いができないと感じ，まずは適応力や作業能力，対人関係の評価をしながら，Dさんがどのような場面でストレスを感じるのかを一緒に考えていくこととし，介入できる時期に復職に向け現実的な目標を立てていくようにしました。陶芸の場面においては，事前にテキストを購入し，予習してきた知識を皆の前で語られるものの，なかなか作り始めようとされませんでした。また，テキストに乗っているような上級者の作品を作ると言い張り主張を曲げられずに失敗すると，「OTRが教えなかったからだ」と外在化しながら攻撃することで自分を保っている様子でした。終了時間に関しても皆が片付けをしているものの一人作業をして不適応感も現れてきました。D氏は全くその部分に気付いておらず，介入するも同じような状態が続きましたが，他の患者から作品のアドバイスや後片付けを一緒にして欲しいとやりとりがあり，徐々に交流の幅が広がりグループから浮いている自分に気付くことができてきました。この頃より，外在化ではなく自己の振り返りに目が向くようになり，復職に向けて再度目標を設定することができました。復職に向けて「熱中し過ぎに注意する，疲労を適切に把握できるようになる」「グループ作業を進め，人に合わせることを体験していく」ことをOT内でも実践し，退院時期になると職場への攻撃的な反応も少なく復職されました。

5) 主婦

現代社会において，共働きが主流となり，専業主婦は減ってきている。専業主婦では，決まった休みもなく終わりのない家事と家庭での夫婦間・子ども・姑問題など様々な家庭環境がストレスの原因となる。

健康状態では，家事への負担はなくても，体調悪化になると毎日の終わりなき業務は非常な負担になる。

特にメランコリー親和型では，家事ができないことの罪悪感が強まり，外来治療では回復しにくいことが多い。

(1)作業療法における対応のポイント

①主婦としての自信付け

今まで家事や子育てをしても，誰からも評価されずに「やって当たり前」という傾向にみられやすく，自尊心が低いケースが多いため，正のフィードバックを行い，自信を高めていく。

②情動の賦活を図る

音楽療法などでは無意識の感情を発散でき，声を出すことによっても生気が養われていく。また，家庭では1人の時間も多く，孤立しやすいため，グループ体験を通して，人とのつながりや受け入れられる体験を促す。

③家庭復帰前には，必要に応じて調理活動など現実的な課題にも取り組んでいく

「入院しているときくらい家事は休みたい」という心境であるが，今まで負担となっている部分が家事であるとするならば，退院前には現実的な課題も必要となる。基本的な技術は持ち合わせていても，皆で作ったり，調理を負担ではなく少しでも楽にできるためにはどうするか，など情報交換の場としても利用できる。

(2)典型的な症例紹介とポイント

<u>症例：40歳代　女性　専業主婦　E氏</u>

20歳代後半までは共働きで仕事も順調に進んでいたが，出産を契機に退職し専業主婦となりました。30歳代中頃には子ども3人となり，子育ての支援も含めて夫の実家を新築し同居となりました。嫁・姑間で上手くいかずに，夫は仕事の帰りも遅く相談するもなかなか改善できずに，家事ができなくな

家事
育児
嫁姑

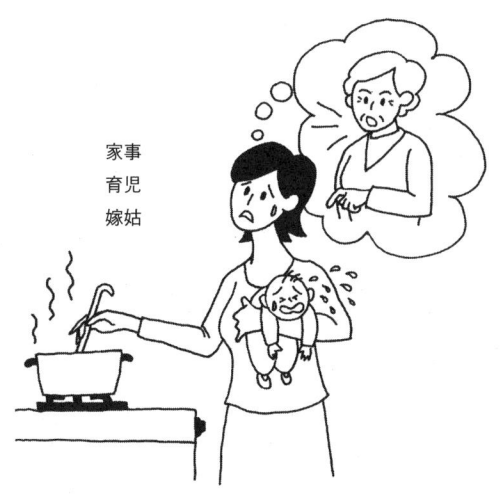

図V-5 家事や育児，嫁姑関係で悩み事が絶えなかった。

り部屋で寝ている時間が多くなってきました。子育てに対してもイライラし「子どもを叩いてしてしまうのではないか」と不安も高まり，家族と距離を置き休養目的に入院となりました。

　OTの導入面接ではエネルギー低く，自信のない様子であったため，情緒的な感情の賦活を目的に音楽療法を導入しました。初回時は化粧も濃く無表情で歌も小声で目立たない印象でした。一緒に歌うという負荷の少なく声を出すことによって徐々に癒され，同じ主婦の悩みや愚痴もフリートークの場で共有することにより，化粧も薄くなり感情表出も豊かになってきました。入院前までは思っていたことをどこにも出せずに気を使い過ぎていた部分を振り返り，これからは家の中にこもるのではなく，実母に子育てを協力してもらいながら外へ出て発散していきたいと前向きな考えに変わってきました。回復後期になると調理にも参加され，主婦としての経験を発揮されるとともに，他メンバーのやり方や知恵を学ぶことにより，これまでは義務的に作り負担となっていた調理を，今後は適度に手を抜きながら，子どもと一緒に作ってみたいと生き生きと語るようになりました。その間，精神保健福祉士によ

る家族調整や医師による家族面談が実施され，夫や姑に関しても「なまけ」ではなく病気としてのうつ症状の理解が進み，家事や子育てに関しても協力体制が整ったこともＥ氏にとって家庭復帰の自信づけとなり，健康的な反応を引き出す大きな要因となっていました。

6) 高齢者

　最近，核家族化が進み，独居や夫婦で暮らす高齢者も増え，地域のつながりや近所付き合いも減っていき，孤独な生活を余儀なくされている。身体面では日々衰えていく身体と仕事では定年を迎え役割の喪失により，うつ病となる方も多い。また，定年退職後の夫婦関係においても多くの問題が生じ，うつ病になる主婦も多い。夫が一日中自宅にいることの負担や定年退職した夫のエネルギーが妻への介入へと変容し，これまで何十年という歳月において継続してきた妻の生活は不安定なものへと変容し，夫婦関係に亀裂が入り，ストレスが発生する。

(1) 作業療法における対応のポイント

①集団体験を通して，受け入れられる体験を促す
　地域や家族からの孤立によって発症した患者に対しては，集団体験を通して，自身の存在が周囲に認知され，認められているという体験を促す必要がある。

②無理に合わせない，ゆっくりしたペースをつかむ。
　あまり技術を要さないで，人と比べられない音楽療法や刺し子などの種目を選択する。中には「昔とった杵柄」として若い患者にも知恵や昔話を披露することにより，活力を高めるケースもある。

③退院後に独居など孤独になるケースでは，趣味や生きがいとしての作業活動を提供する
　退院後は，もとの生活に戻っていくが，再度うつ症状が再燃するケースは

多い．そのため，自宅において毎日取り組める趣味を提案し，その活動が地域へ参加するための手段となるような活動の提案が必要である．また，地域行事などの情報提供を行うことが，孤立を防ぐことにつながる．

(2) 典型的な症例紹介とポイント

<u>症例：70歳代後半　女性　独居　年金暮らし　F氏</u>

　子ども2人も独立して他県で生活を営み，夫と2人暮らしでしたが，5年ほど前に夫に先立たれ独居生活となりました．夫が亡くなって1年ほどは子ども達も心配して頻繁に電話や訪問して様子を伺っており，F氏自身も「落ち込んでばかりはいられない」と極力外へ出て気晴らしするように心がけていました．しかし徐々に衰えていく身体が心配で過度に用心するようになり，今までの生活リズムを変えて，早朝から散歩し，夜も強迫的に運動して疲労が蓄積するようになりました．疲労のために今までできていた家事もできなくなると「体力が落ちてきている」と落ち込むようになり，何もする気力が湧かず寝たきりの状態となったため，息子が心配して一緒に来院し入院となりました．

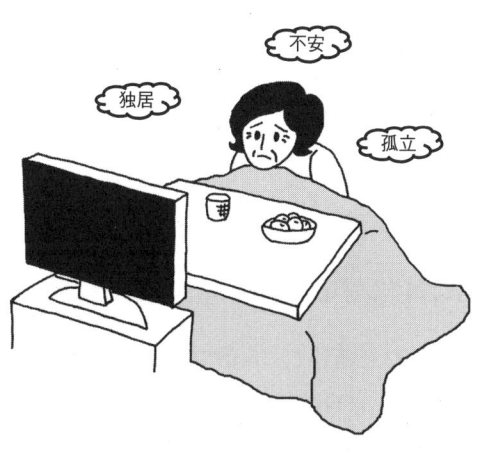

図V-6　夫に先立たれ，独居となり，体力の衰えとともに孤立していった．

OT導入時はやはり身体の衰えを心配されスポーツに入りたいと希望がありましたが，まずは回復期に入ったばかりであることを伝え，ゆっくりした流れで負担の少ない音楽療法から導入しました。その時期のグループ構成として同年代のメンバーも数名おり，その中でも「老い」に関するテーマも多く取り上げられるようになりました。これまでは無理に老いに対して逆らおうと懸命に運動していたF氏でしたが，メンバーの話しの中から無理せずに老いと共に生きることを少しずつ受け入れ，病棟生活でも行動を共にするようになりました。夫が亡くなり，孤独感を抱きながらも受け入れられない自分に気付き，無理をしない自分に合った生活スタイルを見つめ直す機会となりました。その後はOTでも刺し子や調理に入られ，様々な生活体験談や調理の知識を披露され，活気を取り戻してきました。導入当初のスポーツに入りたいという気持ちはなくなり，自分のペースで同室者と散歩を始めるようになり，体力へのこだわりもなくなっていきました。

7) 学生

　近年では，うつ病患者の若年化が進んでいる。若年層うつ病患者の特徴は，希死念慮に結びつきやすい傾向にあり，心身の成長過程で様々な危機に直面し，敏感に反応しやすい。まだ確固たるアイデンティティも確立しないまま，大人になる不安とモラトリアムが混在している。中学や高校進学など節目がはっきりしており，不登校や引きこもりなど社会が決めたルールに乗れなかった子どもたちは自己評価も低く，前に踏み出す意欲が低くなっている。

(1) 作業療法における対応のポイント

①正のフィードバックを通じて，自信づけを行う

　若年層のうつ病患者は，自我が非常に未熟であるために，周囲の反応や意見に左右され，自己の決定ができない，もしくは自分の意志とは全く違う決定を行うケースがある。そのために，支持的な対応が基本になる。さらに，

自我形成の促しを図るために，作業活動をとおして，患者が行えたことに対する正のフィードバック（賞賛など）を行い自信づけを行う必要である。また，時にはOTRが補助自我としての役割を果たす必要がある。

②遊びの要素を含む種目で，感覚刺激や発達を含めた要素の種目を入れる

綺麗なものには感動し，おもしろい事柄には笑い，悲しいことには涙する，といった体験が必要である。そのためには，遊びや運動といった思考優先よりも感覚が優先する作業活動を選択し，その体験において生じた感情を正確にフィードバックする対応が必要である。また，感覚刺激や誘発は正常発達を促す観点からも重要である。

③自分でも認識できないもどかしい感情や衝動を発散し，表現していく

言語性能力が必要な作業活動よりも身体を存分に使うことのできる運動や原型を破壊して形成していく作業活動などを選択する。この時期は，衝動的な行動や自傷行為が多い時期であるため，リスク管理には十分注意する。

④仲間体験や同じ境遇に悩んでいるのは自分だけではないことを認識する

「自分は変わっている特別な人間」と思いこんでいる患者や強烈な自責の念に入り込んでいる患者が多いため，同じ境遇で悩んでいるのは自分だけではなく，自分の悩みごとは誰しもが同じように抱えている悩みであるという共有体験ができる作業活動を導入する。

⑤時には勉強や面接の受け方など現実に直面した課題も取り入れていく。

現実から逃避し，自分のおかれている状況を外在化する傾向が強い時期でもあるため，そのような傾向を形成させないよう，現実の状況について，面談をとおして直面化させる必要がある。このアプローチを行ったあとには，必ずフォローアップが重要であり，忘れてはならない対応である。可能であれば，直面化させた作業療法士以外の専門職（医師，臨床心理士など）が対応すべきである。

(2) 典型的な症例紹介とポイント

症例：10歳代　男性　中学生　不登校

　元来，成績は優秀であったものの人見知りが激しく，人と話そうとすると緊張して赤面するために小学校の時よりあまり友人がいませんでした。中学校に進学し，友達を作りたいと思い卓球部に入るものの，そこでも馴染めずに自己主張できない日々が続きました。雑用や片付けも断れず，赤面することを馬鹿にされ，いじめられるようになり，登校する前には決まって腹痛に悩まされるようになりました。学力が下がって来たことで両親は心配して「何か悩みがあるの？」と尋ねたり，「勉強は頑張りなさい」と励ましたりするものの会話量も減ってきて徐々に部屋にこもるようになり，朝も起きられず昼夜逆転し学校へ行けなくなったため，両親とともに受診し，外来思春期OT導入となりました。

　導入期は，コミュニケーションがあまり必要とされない活動を個人で取り組み，徐々に言語表出が必要な活動へと促しました。とくに攻撃性や衝動的

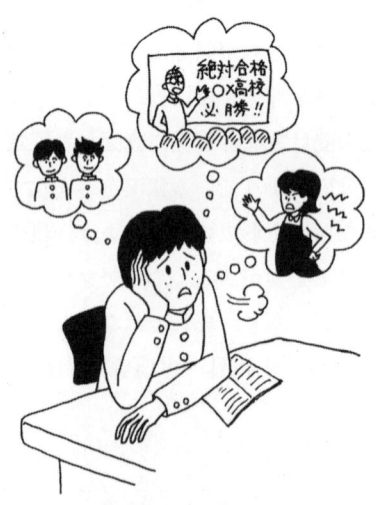

図V-7　友人関係や学業，進学で悩み事が絶えなかった。

な行動は認められなかったため，作業活動をとおして，行えたことに対する正のフィードバックを行い，自信養成とともに，時期をみて，徐々に学校での様子を聴取しました。この頃には，うつ症状は軽減していました。

作業療法中期から後期にかけて，作業療法に慣れた様子がみられたため，不知火病院の作業療法を受けている不登校の経験患者5〜7名をグループ化し，料理教室をとおした作業活動を導入しました。1カ月経過すると次第に笑顔が増え，参加者とのコミュニケーションも良好になり，同年代の参加者同士で，ゲームセンターや公園などに遊びに行けるよう変化していきました。

第Ⅵ章 ❖ 自殺の理解と作業療法における注意点

　自殺に関しては，精神医療の問題を越えて，社会問題として位置づけられている。そのため，自殺予防の取り組みは国を挙げて取り組まれている重大な問題となっている。

　うつ病と自殺の関係は，几帳面やまじめ，他者を優先するといった特徴的な性格傾向との関連性が示唆されている。それらの性格の特徴は，自己の感情が抑圧されているということに他ならない。つまり，治療の回復過程で，他者優先で行われていた抑圧されていた自己感情が表面化しやすくなるということである。治療過程においては，いかに抑圧されていた攻撃的な感情や陰性的な感情を良好に処理するかについてが，治療上重要な事項として定められてきた。

　この章では，うつ病と自殺の関連性，および作業療法における自殺予防の留意点について解説する。

1. うつ病と自殺

　自殺の原因は，健康的，経済的問題など個人によって異なる。ただしその背景には，多くの人がうつ病やうつ状態になっていたという指摘がある。厚生労働省では，自殺者のうち75%が何らかの精神疾患に罹患していると報告しており，なかでもうつ病になっている割合は半数を超えるとしている。特に中高年の男性においては，うつ病が自殺と深く関係していると考えられる。働き盛りの30歳代，40歳代，50歳代の自殺者が全体の50%以上を占めている。同様にうつ病が多いのもこの年代で，そこには様々な要因が絡んでいる。

　今の中高年世代は右肩上がりの高度成長期に就職し，終身雇用が当然の時代に会社と自分を同一化しながら生きてきた。ところが現在になって，不況，リストラ，失業，再就職困難など急激な社会変化が始まり，精神的な転換を迫られている。さらに，仕事の責任が重くなることと，子どもの進学，独立，夫婦関係の微妙な変化，自分の親の老齢化など，家庭の問題が増えてくる年代でもある。このような状況が重なって，気づかぬうちにうつ病に陥っているケースはよく見られる。うつ病の思考特徴として「マイナス思考を繰り返す」という特徴がある。例えば1つの小さな失敗を自分1人で思い悩み，考えを膨らませてとんでもない大きな失敗だと決めつけてしまう。場合によっては，妄想ともいえるほど悪い方向へ広げてしまうこともある。その結果「自分はもうだめだ」と絶望的になり，最悪の場合は自殺に至ってしまうこともある。取り返しのつかない結果になる前に，早めに専門医に相談し，専門的な治療を受けることができれば，自殺はかなり防げると考えられる。まずはうつ病の早期発見が，自殺防止の第一歩になると考える。

1)うつ病による自殺の3つのケース

不知火病院のストレス病棟に入院された方の70%以上はうつ病である。入院時の検査でもほぼ半数が自殺念慮を抱いていることがわかった。うつ病が原因で自殺を選択する人には,大きく分けて3つのケースが考えられる。

(1)自分がうつ病であることに気づいていないケース

自殺未遂したあとに「初めてストレス専門の病院を受診しました」と話す患者は少なくない。うつ病患者は,過去に内科を受診していた人が大半である。これはうつ病が自律神経失調症などの身体の変調を伴うことに関係している。ところが,いくら受診を重ねても原因が特定されないケースが多いため,結果としてうつ病の診断が遅れてしまい,適切なうつ病の治療を受けていない状況が非常に多い。うつ病は身体症状とともに頭の働きも低下するため,仕事の能率が悪くなる。多くの人はそれが病気のせいだとは気づいておらず,自分の能力のなさに原因があると思い込んでいるケースが多い。仕事ができずに職場や家族に迷惑をかけると悩んだ結果,精神的苦痛から逃れる手段として,自殺を選択することになってしまうパターンがみられる。

(2)自分がうつ病であることを自覚していても,慢性化して, 治らずに苦しみ,生きる希望をなくして自殺してしまうケース

治療当初は回復することへの希望を持っていても,長引いてくると「このままよくならないのではないか」と悲観的な状況に陥っていくことが多い。よく「うつ病は治る」と言われるが,うつ病の20~30%は治らずに遷延化することが明らかである。長期間の症状により,次第に絶望的な感情が強くなり,生きることをあきらめて自殺するケースも起こる。苦しんでいる人はかなり多いと想定される。同時に長年のうつ病のために,失業,生活の困窮,離婚など

につながっている場合もある。

　(3)うつ症状からくる感情を抑えられずに，衝動的に死を選ぶケース

　自殺への気持ちが切迫していたわけでもなかったのに，イライラ感や焦燥感に襲われ，死への感情が非常に短時間のうちに高まり，自暴自棄になって行動へと移してしまうものである。よく「まさかあの人が自殺なんて。そんな様子には見えなかったのに」という話が出るが，このケースに当てはまるのかもしれない。とくに中高年から初老の年齢でイライラ感が強く，じっとしていられないような状況のうつ病は，自殺につながりやすいといわれている。なかでも，これまでに何度となく自殺未遂の経験がある人には，十分な注意が必要である。

2)うつ状態と生活の変化による自殺

　うつ病の診断がつかない「うつ状態」の段階でも，死の選択をしてしまうことが認められることもある。若干のエネルギー低下や集中力困難といった抑うつ状態のときに生活上の大きな変化が起きた場合である。倒産や失業などで経済的に苦しくなったり社会的地位を失ったりする状況が挙げられる。
　この場合「自殺によって保険金が入れば，家族を助けられる」という思考パターンになっている。現実的な心配が優先され，残された家族の苦悩まで判断できなくなっていると考えられる。中高年の自殺者増加の理由に経済的要因のウエイトが高くなっているのも，この考え方によるものがあると思われる。さらに，うつ病に関連した交通事故を含めた死亡者は，もっと多いのではないだろうか。うつ状態になると，注意力の散漫や，いつも同じことばかりを考えて心配し続ける状況が発生する。例えば，あれこれと悩みながら歩いていれば，赤信号に気づかないこともあるし，車の運転中であれば，判断力が鈍くなって事故に遭遇するかもしれないし，工事や建設現場などの危険を伴う作業でも，注意力が途切れると致命的なけがを負うことも予測さ

れる．これらは，うつ病が要因となって事故を形成・発生させ（事故形成），ケガや事故に繋がるケースである．

　もし，頻繁に交通事故を繰り返したり，業務上の災害を起こしたりするときには，うつ病の可能性も考えて本人のメンタルチェックが必要である．

3）自殺のサイン

　全てのうつ病患者が「自殺」の二文字が頭に浮かんだからといってすぐに実行するわけではない．自殺を考え始めてから行動に移すまでには，心理的にかなりの時間と段階がある．「漠然と自殺を考える段階」→「少し具体的に手段を考え始める段階」→「手段を決めてロープやナイフを用意する非常に切迫した段階」というような幅が認められる．そのため，家族や周りの人がこの前段階で自殺のサインに気づくことが重要である．さらにうつ病治療へと導入させることができれば，自殺はかなり防げるはずである．しかし，本人が「死にたい」と打ち明けることは少ないと考えられ，身体の変調も含めて本人の様子がおかしいと感じたときには，うつ状態になっている可能性を考える必要がある．

　また，自殺は攻撃性が自分に向いた時に起こる現象と考えられ，メニンガー（Karl Augustus Menninger）が述べているように，どの自殺においても自己自殺願望と他者攻撃願望が同等に含まれているということをふまえれば，この感情の処理は治療上もっとも重要な項目である．自殺の予防に関しては，患者の攻撃的な感情の有無を精査し，いかにまとめるかについてが，治療上の大きな課題である．

4）自殺者の推移と傾向

　警察庁が統計調査を開始した1978年から97年まで，日本の自殺者は年間20,000人から25,000人の間で推移した．ところが，98年に32,863人という

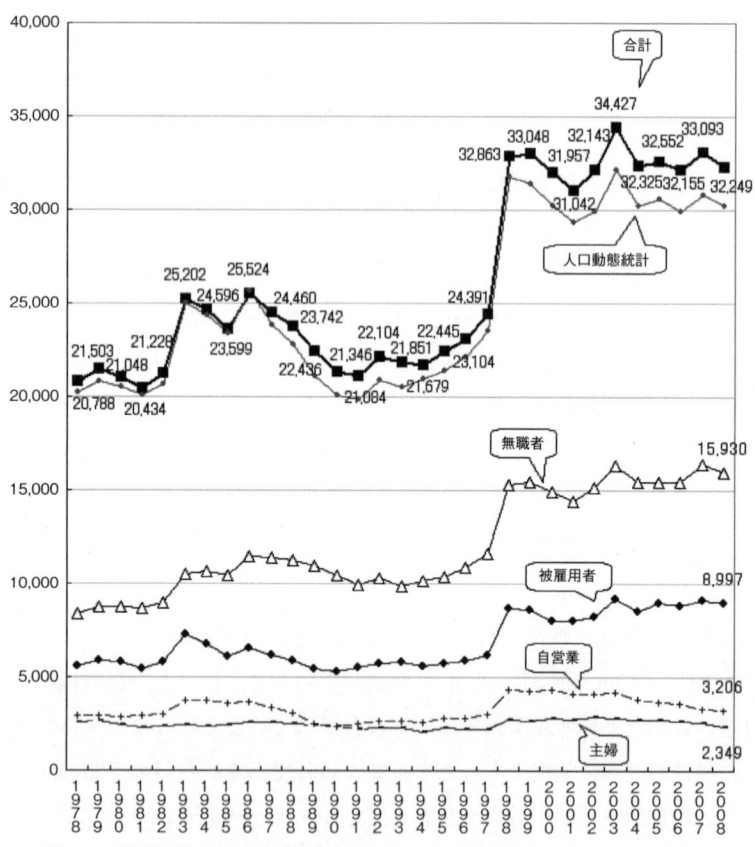

図VI-1　職業別自殺者（及び警察庁データと人口動態統計データとの比較）

(注)「学生・生徒」は少数なので省略。無職者は主婦を除く。被雇用者は管理職を含む。自営業は家族従事者を含む。2007年から職業分類再編。2006年まで主婦には主夫を含む。
(資料)警察庁「自殺の概要資料」,厚生労働省「人口動態統計」

急激な増加を記録してからは，11年連続で3万人台を超える状況が続いている（図Ⅵ-1）。2009年発表の統計によると，2008年の日本の自殺者は32,249人であった。2004年に発表された厚生労働省の調査によると2003年は30歳代，40歳代の自殺が急増し，過去最多の結果であった。また，2003年の日本の自殺者は前年を2,284人上回り，男女比では，男性が全体の72.5％。年齢別では，30歳代が13.4％（4,603人）40歳代が15.7％（5,419人），50歳代は過去最多の25％（8,614人）と，働き盛りの年代が全体の50％以上を占めている。また，中高年の自殺者が多い裏付けとして，年齢階級別（5歳ごとに分類）にみた死因順位（2002年，厚生労働省統計）で，自殺は男性の25歳から44歳までの各階級で死因の第1位。45歳から49歳までの階級においては，ガンなどの悪性新生物に次ぐ第2位となっている。50歳から59歳までの各階級については，悪性新生物，心疾患の次に自殺となっているが，上位の2つの病気は年齢が上がるにつれて増加する病気である。自殺の原因・動機としては，全体の約45％を占める「健康問題」に次いで，2番目に失業や借金などの「経済・生活問題」が25.8％（8,897人）を占めている。長引く不況が影響している，他の自殺原因よりも増加率が高くなっている。

2009年度に警察庁生活安全課がまとめた2008年度の自殺者内訳は以下の通りである。

(1) 2008年度(平成20年度)における自殺の概要

総数：32,249人（前年度に比べ844人減少した）。
性別：男性が22,831人で全体の70.8％を占めた（表Ⅵ-1）。
年齢別：50歳代が6,363人で全体の19.7％，ついで60歳代が5,735人で全体の17.8％，40歳代が4,970人で全体の15.4％，30歳代が4,850人で全体の15.0％であった（表Ⅵ-2）。
職業別：無職が18,279人で全体の56.7％を占めて最も多く，次いで被雇用者・勤め人8,997人で全体の27.9％，自営業・家族従事者が3,206人で全体の9.9％，学生・生徒達が972人，3.0％であった（表

表Ⅵ-1 自殺者の年次比較

(単位:人)

	総数	男	女	成人	男	女	少年	男	女	不詳	男	女
平成20年 (構成比)	32,249 (100.0%)	22,831 (70.8%)	9,418 (29.2%)	31,414 (100.0%)	22,246 (70.8%)	9,168 (29.2%)	611 (100.0%)	381 (62.4%)	230 (37.6%)	224 (100.0%)	204 (91.1%)	20 (8.9%)
平成19年 (構成比)	33,093 (100.0%)	23,478 (70.9%)	9,615 (29.1%)	32,325 (100.0%)	22,952 (71.0%)	9,373 (29.0%)	548 (100.0%)	339 (61.9%)	209 (38.1%)	220 (100.0%)	187 (85.0%)	33 (15.0%)
増減数 (構成比)	-844 -	-647 (-0.1)	-197 (+0.1)	-911 -	-706 (-0.2)	-205 (+0.2)	+63 -	+42 (+0.5)	+21 (-0.5)	+4 -	+17 (+6.1)	-13 (-6.1)
増減率	-2.6	-2.8	-2.0	-2.8	-3.1	-2.2	11.5	12.4	10.0	1.8	9.1	-39.4

(警察庁生活安全局生活安全企画課, 平成20年中における自殺の概要資料, 2009. 一部改変)

表Ⅵ-2 年齢別自殺者数

(単位:人)

	総数	～19歳	20～29歳	30～39歳	40～49歳	50～59歳	60～69歳	70～79歳	80歳～	不詳
平成20年 (構成比)	32,249 (100.0%)	611 (1.9%)	3,438 (10.7%)	4,850 (15.0%)	4,970 (15.4%)	6,363 (19.7%)	5,735 (17.8%)	3,697 (11.5%)	2,361 (7.3%)	224 (0.7%)
平成19年 (構成比)	33,093 (100.0%)	548 (1.7%)	3,309 (10.0%)	4,767 (14.4%)	5,096 (15.4%)	7,046 (21.3%)	5,710 (100.0%)	3,909 (11.8%)	2,488 (7.5%)	220 (0.7%)
増減数 (構成比)	-844	+63 (+0.2)	+129 (+0.7)	+83 (+0.6)	-126 (0)	-683 (-1.6)	+25 (+0.5)	-212 (-0.3)	-127 (-0.2)	+4 (0)
増減率	-2.6	11.5	3.9	1.7	-2.5	-9.7	0.4	-5.4	-5.1	1.8

(警察庁生活安全局生活安全企画課, 平成20年中における自殺の概要資料, 2009. 一部改変)

表Ⅵ-3 職業別自殺者数

(単位:人)

	総数	自営業・ 家族従事者	被雇用者・ 勤め人	無職 学生・生徒等	無職 無職者	不詳
平成20年 (構成比)	32,249 (100.0%)	3,206 (9.9%)	8,997 (27.9%)	972 (3.0%)	18,279 (56.7%)	795 (2.5%)
平成19年 (構成比)	33,093 (100.0%)	3,278 (9.9%)	9,154 (27.7%)	873 (2.6%)	18,990 (57.4%)	798 (2.4%)
増減数 (構成比)	-844 -	-72 (0)	-157 (+0.2)	+99 (+0.4)	-711 (-0.7)	-3 (+0.1)
増減率	-2.6	-2.2	-1.7	11.3	-3.7	-0.4

(警察庁生活安全局生活安全企画課, 平成20年中における自殺の概要資料, 2009. 一部改変)

Ⅵ-3, 図Ⅵ-2)。

原因動機別：健康問題が15,153人で最も多く，次いで経済生活問題が7,404人，家庭問題3,912人，勤務問題2,412人となった。この順位は前年と同様であった。

以上の結果からは，自殺者と「被雇用者・勤め人」「健康問題」との関連が強いことがわかる。

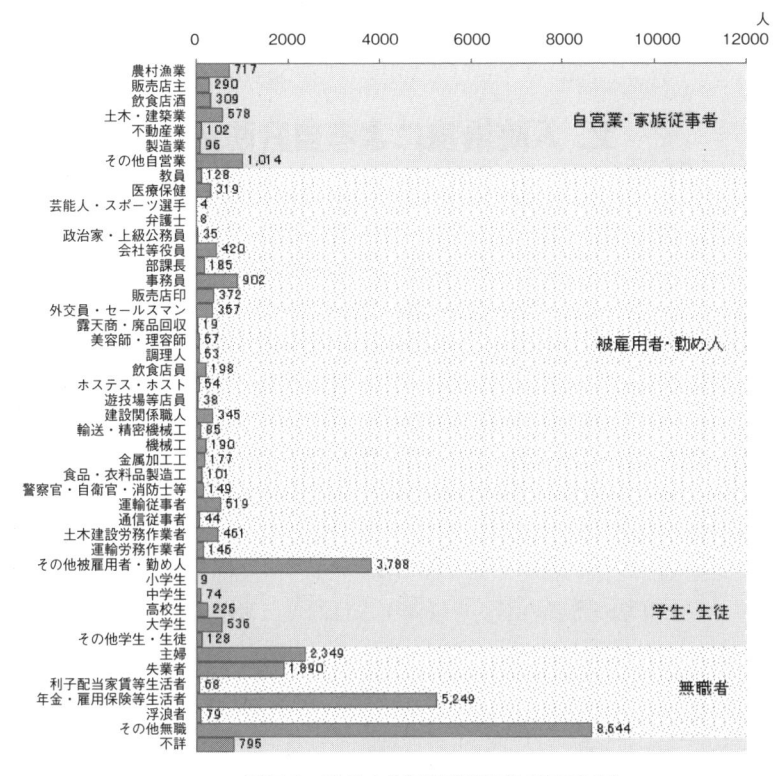

図VI-2　職業小分類別自殺者数(2008年)
(資料)警察庁「自殺の概要資料」

　日本における自殺者増加は世界的にみても警戒すべき状況である。世界で最も自殺率（人口10万人当たりの年間自殺者数）の高いリトアニア（44.7％，2002年WHO統計）に比べると，日本はその半数を少し超える程度（23.8％，2002年厚生労働省統計）であるが，欧米先進諸国（アメリカ，カナダ，オーストラリア，フランス，ドイツ，イタリア，スウェーデン，イギリス）と比較すると，自殺率は，第1位が日本25％，第2位がフランス17.5％（1999年厚生労働省統計）となっている。日本人の死因として，自殺がいかに多いかをあらわした統計である。なお，世界的に自殺率は女性より男性のほうが高く，年齢が高くなるほどその割合も増えることは共通しているようである。

2. 入院治療による自殺防止

　うつ病患者が自殺に至りやすい時期は，症状の極期と回復期に起こりやすいといわれている。これを入院にあてはめると，入院初期が最も心配な時期ということになる。自宅での治療と異なり，新しい環境や新しい人との生活がはじまり，患者の不安は想像以上に高い。

　特に症状が回復し始めた時期においては，患者自身が行動できるようになることもあり，自殺を実行する確率が高くなることが指摘されている。

　そのような中で，患者の不安を軽減する目的で，可能な限り頻回の訪室が重要になる。対象の喪失を起こさない配慮からは可能な限り同一のスタッフが対応することが望ましい。しかしながら，20年間にわたる不知火病院における入院治療の蓄積では，一定の自殺防止効果が認められている。次に不知火病院での自殺防止の調査を施行した結果を報告する。

　不知火病院ストレスケア病棟を開設した1989年から2008年12月までの入院者数は3,233人である。この入院患者のうち47％に希死念慮があり，15％に自殺企図歴があるという状況で全開放対応での入院に至っている。しかしながらこれまでの結果では，自殺者6人，自殺率0.19％という結果であった。

　このことから，適切な治療環境と十分な治療が行われることによって，自殺防止が可能であることが明確になってきている。しかしながら，特に開放的な治療対応であると，自殺に対するスタッフの心配は非常に高いものがある。

　不知火病院の自殺防止への治療では，新たに入院した患者の初期において，主治医や担当看護師の他に，カウンセリングナースを配置し，1日複数

回,ベットサイドに寄り添いかかわりを継続し,カウンセリングを行っている。自殺の危険性に関しては,テストバッテリー(SOS-7)を用いて客観的に評価を行い,そのテストの結果が不良であれば,自殺の危険性が高いとし,対応を強化している。

3. 作業療法における自殺のサイン

　作業療法が開始される回復期においても自殺の危険性が高いことが明らかにされている。うつ症状が改善し、作業療法が導入されたにも関わらず、自殺の危険率が高いと思われる患者が多いため、作業療法中においても自殺のサインに注意が必要である。
　次に、自殺の危険性が高いケースにおける作業療法時の留意点について解説する。

1) 集団に参加をするが、表面的なやりとりしかできず、関係が持ちにくいまま回復していくケース(不満や不安も表出しない、表出できない)

　スタッフから見ると回復しているように見えるが、本人には回復感がなく、抱いている孤独や不安を言語化できないことがある。また、本人の求める回復度がかなり高く、十分ではないと思っていることもある。そうした不安や怒りを表出することを避け、関係を持ちにくいまま経過していく患者は注意が必要である。

2) 作った作品に対して愛着を持てず、上手くいかないと投げ出したり、衝動的に破壊してしまうケース

　時間をかけて一生懸命作っていた陶芸の作品の完成を見た途端、「思っていた形にならなかった」と、床にたたきつけて破壊してしまう患者には注意

が必要である．つまり，衝動のコントロールの悪いケースである．作業療法において作成した作品には，自身が投影される．納得するような出来の良い作品ばかりを追い求め，納得できないような作品を作る自分を受け入れることができない．このような行動が回復とともに変化していけばよいが，変化がない場合は注意が必要である．

3）解決能力に問題が確認され（知能指数や生活背景にも関係），極端な決断をしがちなケース

作業療法の中では，極端に作品の完成度が低い，または工程の理解が悪い，見通しが悪いなど，作品作りを通して観察することができる．回復が十分でない時期には集中力や意欲の低下，思考障害により作品の完成度が低い場合も多いが，うつ状態の回復は十分であるのに見通しや理解の低い場合は知能指数の問題も考えられる．WAIS-Rなどの心理検査も併せて行い確認した方がよいだろう．処理できない問題が発生した際に混乱し，衝動的な行動をとってしまうケースがみられる．

その他，作業療法では，うつ症状や回復度だけでなく，このような行動特性や対人関係の取り方に留意して観察すべきである．また，導入期には症状が十分に回復していないのに加えて患者本人の焦りも強く，極端に疲れが残ったり，無理をしてケガをしたりすることも多い．スポーツや刃物，火を使うような調理活動などの参加時には，特にリスクが高まるため，リスク管理が必要である．

第Ⅶ章 うつ病治療における作業療法の課題

　この章では，うつ病の作業療法がこれから確立されていくために必要な課題について，私見を交えて述べる。

　この本が機会となり，「うつ病治療における作業療法」が確立されていくことを願っている。先人たちが築いた作業療法を継承，再考し，新たなアプローチ方法を生み出すことが次世代作業療法士に課せられた宿題である。

1. 根拠に基づく作業療法

　本書では，不知火病院におけるうつ病患者に対する作業療法の実践を紹介してきた。作業療法で得られた知見を積み重ねていくことが，これからのうつ病の作業療法に求められる課題の1つである。うつ病の作業療法の有用性を高め，その効用と限界を明らかにしていくためには，検証可能なデータに基づく議論を経て，より効果的な作業療法を探求していく必要がある。この考え方は「根拠に基づく作業療法（evidence based occupational therapy; EBOT）」と言われており，他の専門領域でも盛んに実践されている。

　第Ⅲ章で紹介したとおり，対象者の回復プロセスを促進するためには，作業療法士はさまざまな専門職種と協業していくことが欠かせない。同時に対象者が納得して作業療法を受けること，さらに家族の協力も必要になってくる。そのような関係者に対して，作業療法士は「なぜそのような作業療法が必要なのか？」について明確に説明しなければならない責任をもつ。うつ病の作業療法に関わる専門家は，より効果的な作業療法プログラムを選択する必要があるし，効果が不明確な作業療法プログラムは採択しないのが臨床の実際である。このような作業療法を実践していく過程で生じる現実的なニーズによって，うつ病に対する作業療法の根拠が求められているのである。具体的には，①治療対象の適応例，②治療プログラムと治療期間，③作業種目と治療機序などの観点について明らかにしていく必要があると考えられる。

1）治療対象の適応例

　うつ病に対する作業療法の適応例を検討していくためには，共通性の高い診断基準や臨床的に有用性が高い分類を明確にして，対象者の選択基準を検討していくことが望ましいと考えられる。しかし，広く用いられているICDとDSMはうつ病の原因論とは別の症候学的な操作的定義の上に成り立っている。そのため，うつ病の臨床的分類に基づいてうつ病患者の作業療法の適応例を検討していく必要もあると考える。例えば，笠原・木村のうつ状態分類は，病前性格と発病状況から病像に至る要因，及び治療への反応と経過をセットにしている点において実用的である。臨床的に妥当な分類基準を用いた作業療法の適応例と転帰を検討することは，うつ病患者の予後を予測するときに役立つ。

2）治療プログラムと治療期間

　治療プログラムと治療期間については，これまでに得た経験則に基づいて奏功例だけでなく脱落例の詳細な分析も必要であると考える。どのような背景要因をもつ対象者が治療プログラムによく反応するのか，あるいは治療効果が期待できるのかについて，数量的な検討とともに事例による検討が求められる。また，治療プログラムと治療期間がどの程度うつ病の再発予防に役立つのかについても検討が必要である。

3）作業種目と治療機序

　作業種目と治療機序については，うつ病患者の社会的背景因子や精神病理を理解して作業を選択すると共に，北川論文のように認知機能に着目した客観的な判定法の確立も重要な課題と考えられる。医学的な情報と対象者の個

別的な情報を統合した上で，近年進歩がめざましい脳科学的な視点をも包括することによって効果的な作業種目と治療機序の解明を目指していく必要がある。また，治療で用いる作業活動の適用と禁忌も検討していかねばならないだろう。例えば，導入期では対象者の馴染みの作業種目は避けるといった点が早くから指摘されている。陶芸や音楽を作業活動として採用するにしても，どのような治療環境の基で用いた方が適切なのかは今後の課題である。

2. 治療中の家族支援と作業療法

　うつ病患者に対する支援は，本人のみならず周囲の人も巻き込んで患者の対応を行うことになる。特に，患者の治療に伴う家族の負担は大きい。うつ病患者の家族は，患者と同様に自らの態度が発病に影響したのではないかと罪悪感を抱いていることが多い。たいていの家族は，献身的に患者の療養生活に携わっていることが多い。このため家族の苦悩に共感して，悩みに耳を傾けていくことが支援していくときに重要である。

　編者の徳永は，うつ病治療に影響を与える治療中の家族支援について次のように指摘している。

1) 在宅療養が及ぼす影響

　対象者が，自宅の周辺住民との関係が希薄であれば休養環境としては好ましいが，顔見知りで互いの家庭環境に詳しいような関係性であれば休養環境としては適切でない。例えば，散歩や外出などで周辺住民から昼間に目撃されることは，対象者の休職を暗に知らせてしまうことになる。「休職の理由をどうやって答えようか？」といった対象者の心理的緊張と不安を募らせることで，かえってストレスが蓄積するといったケースもある。また，共働きであれば，1人で昼間を過ごすことは望む休養ができない。うつ状態では，思うように身体が動かないうえに，不安が増幅し，マイナス思考も加速する。このような療養環境では対象者の回復は遅れ，家族の負担が大きくなる。うつ病治療には，対象者と周辺住民との関係性が大きく関与してくることを作

業療法士は知っておいたほうがよい。

2)境遇が同じ仲間の話を聴く

　仕事一筋で働いてきた対象者の中には，配偶者との夫婦関係が表面的で希薄，あるいは家族関係が機能不全に陥っているケースも少なくない。このようなケースの場合は，うつ病治療を進めていく過程でお互いを支え合うことが困難である。このため，家族会やセルフヘルプ・サポート，サポート・グループを編成して，病気に関する正しい知識を提供し，家族の献身的な態度を労っていく場が必要になってくる。こうした家族会やセルフヘルプ・サポート，サポート・グループの場を通して，うつ病患者と家族が孤立感を解消し，他の家族のうつ病患者への好ましい態度と支援のコツを学び取ることもできる。

　こうしたうつ病治療における家族支援の観点から，徳永医師は在宅療養でうつ病の遷延する場合には，入院治療に切り替えることも必要であると指摘している。自宅療養で症状が改善しないケースが入院治療に移行した後に回復することを多く経験しているという。
　入院治療あるいは外来治療であっても，作業療法を通じて対象者の健康的な姿を家族に認めてもらうことは，うつ病治療に好ましい家族の支援が得られることに繋がる。そうした作業療法の場に家族が現れることは，作業活動に取り組む対象者の健康的な姿だけでなく，他のうつ病患者の回復プロセスも目の当たりすることができるので，家族に安心感を与えることに役立つ。これも治癒像の視覚化である。作業療法において対象者が作業活動に取り組む場面の構成や，作業療法場面に家族が参加した他の患者との交流，あるいは境遇が同じ家族同士で支え合う場の設け方は，今後のうつ病に対する作業療法を展開していく上でより工夫が求められる。

3. 作業療法士の専門性と特殊性

　一般的に,作業療法の概念的援助モデルは「医学モデルアプローチ」と「地域生活モデルアプローチ」に分けることができる。「医学モデルアプローチ」とは,患者や対象者の機能障害を可能な限り回復・軽減させ,生活水準を向上させるものであり,「地域生活モデルアプローチ」とは,機能障害を他の機能や道具,社会資源などで補い(代償),生活水準を向上させる方法である。これまでの精神科病院における作業療法では,社会的入院患者を中心とした診療が多かったため,病院にいながら患者の生活をより良くするというアプローチがなされてきた。本来,地域生活で行われるべきはずのアプローチが病院内で展開されてきたのである。しかし,2008年度に日本作業療法士協会が制定した「作業療法五カ年戦略」で定められた内容からも分かるように,作業療法士の専門性と特殊性が存分に発揮できるフィールドは,むしろ病院内よりも病院外の地域生活における支援であり,作業療法士に求められる事項は病院だけに止まらず,更に多彩化していくと推察される。

　精神科における作業療法とは,個人または集団に対して様々な作業活動を関わりの媒介として用い,対象者の残存機能(身体・精神)の維持と向上を図り,障害によって目立たなくなってしまっている健康的な機能を引き出し,社会適応を高めるための経験と学習を促進させていくリハビリテーションとされてきた。作業療法士は,作業を媒介として個人や集団,あるいは集団の中の個人に関わり,その経過の中で治療・評価を実施することができる特殊な医療職ともいえる。また,患者が障害を負っていても「~が行えるようになりたい」という意志を引き出し,その患者に大切な作業活動にアプ

ローチすることによって，その対象者の人生を輝かしいものにする療法であると考えている。そもそも，作業療法（Occupational therapy）のOccupationという意味は外国語から由来した意味と，日本語として本来もっている意味とがある。Occupationとは，場所を占領する，物を占有する，日時を要する，心を捉える，などを意味するOccupyから由来したもので，外国語としては，場所，物，時間を身体と精神で満たすことを意味する。日本語では，仕事，業務，職業などと訳される。この語源の通り，作業療法は患者や対象者のあらゆる生活の事柄に関わることが求められる特殊な専門職であり，その人の人生に関わることができる仕事であるといっても過言ではない。

　作業療法士とは，医学的根拠（エビデンス）をもとにして，適切なアプローチを選択，実行でき，かつ対象者の訴えや語りに耳を傾け（ナラティブ），活かすことのできる特殊な専門職であり，患者の生活（将来）をより質の高いものへと変化させるためのアプローチができるセラピストなのである。

4. これからの「うつ病の作業療法」教育

　第1章において説明したとおり，非メランコリー型うつ病の症状モデルと障害モデルは非常に定義が難しい。現代における作業療法の課題は，効果を検証し，立証しなければならないことである。しかし，このような状況のもとでおこなわれている作業療法効果の検証は，困難な取り組みであると感じられる。

　これまでのうつ病患者に対する作業療法の考え方は，「静養」と「自信養成」を主としたアプローチモデルが基本であった。しかし，非メランコリー型うつ病患者へのアプローチは「静養」と「自信養成」を終えた後が重要であり，多くの作業療法士が対応に苦戦しているのが現状である。

　精神科病院における作業療法士の対象患者は，70％以上が統合失調症患者で，そのほとんどが社会的入院患者（長期入院患者）であった。そのため，統合失調症患者の作業療法実践が主に蓄積され，臨床においても教育においても統合失調症患者の作業療法が主となり，その具体的な根拠と成果が示せるようになった。一方，うつ病患者に対する作業療法士の関わりは，慢性的な経験不足（臨床においてうつ病患者を担当したことがない，もしくは少ない）であったため，症例経験の蓄積が乏しかったといえる。

　しかし，近年の精神科病院の状況をみると国をあげた退院促進強化に伴い，多くの社会的入院患者が退院し，地域社会を営むことが可能になった。さらに，統合失調症患者の早期発見や早期治療が可能となってきており，統合失調症患者の症状や障害の軽症化が起こっている。これらの状況から，病院における統合失調症患者のリハビリテーションは大きく様変わりしなければな

らない時代になったといえる。また，うつ病は社会において急速に認知され，誰もが偏見を気にせず，心療内科や精神科を受診することができるようになった。また，現在の世界的大不況も相まって，社会的ストレスを理由としたうつ病患者の入院数が急増し，入院を目的とした受診も年々急増している。それらを踏まえれば，作業療法士がうつ病患者と関わる機会や効果ある作業療法を施行しなければならない状況は，年々増加すると思われる。

　これまでに展開されてきたうつ病患者に対する作業療法は，「静養」と「自信養成」を目的として取り組まれてきたが，社会参加の観点から考えると十分な効果が得られていなかった可能性がある。臨床では，うつ症状が軽減し，退院したが，しばらくすると再入院に至った患者が多く，そのような状態が続けば，うつ症状は再燃を繰り返し，そのパターンはより強固なものとなる。これらは，入院期間の延長を生み，最近の研究では認知機能低下の要因にもなりうる可能性があることが示唆されている。そして，それらは社会参加を阻害する大きな要因になる可能性があり，作業療法士が果たさなければならない役割は非常に大きいと思われる。本来もっている作業療法士の役割を果たすためには，作業療法のアプローチ方法とその効果を検証し，蓄積し，その結果を教育へと反映させ，作業療法士養成の際の必須として，学生に伝えるべきである。この取り組みは，緊急を要する内容であると考えている。

索　引

●あ●

ICD-10 … *006〜010, 012, 015, 017, 043, 051*
IT … *148〜150*
アサーショントレーニング … *131*
朝方抑うつ … *005*
EBOT … *176*
医学的根拠（エビデンス） … *182*
医学モデル … *070, 181*
育児 … *iii, 034, 035, 045, 048, 110*
育児ノイローゼ … *034, 035*
医師 … *022, 035, 064, 066, 071, 075, 077, 083, 109, 125, 154, 157, 180*
胃腸症状 … *026*
一般的症状 … *009, 010*
イベント企画活動（季節行事） *104, 105, 112*
意欲・行為障害 … *iii, 002, 004*
ウォーミングアップ … *119, 123*
うつ状態 … *vi, 002〜006, 008, 015, 017〜021, 023, 026, 027, 033, 046, 049, 084, 108, 113, 139, 162, 164, 165, 173, 177, 179*
うつ病エピソード … *008〜010*
Wisconsin Card Sorting Test … *132, 133*

運動療法 … *047, 096, 099*
営業職 … *v, 146, 147*
SST（社会生活技能訓練）… *049, 109, 129, 144, 146*
オープングループ … *110*
Occupation … *041, 042, 182*
夫の死 … *037*
親子関係 … *027*
親離れ … *028, 035*
音楽活動（療法） … *101, 119*
音楽療法 … *103, 109, 115, 119, 141, 152〜154, 156*

●か●

外在化 … *022, 151, 157*
会社員 … *060, 106, 127*
概念援助モデル … *071*
回復期 … *v, 005, 047, 058〜060, 095, 100, 101, 103, 104, 110〜113, 143, 156, 170, 172*
外来 … *i, 046〜048, 052, 075, 077, 101, 125, 130, 152, 158, 180*
カウンセリングナース … *083, 126, 128, 170*
過干渉 … *107*
学習体験 … *120*
学生 *v, 026, 060, 141, 150, 156, 158, 167, 184*

185

学力低下 …………………………… *027*
家事 …*029, 034, 109, 114, 116, 157, 158, 160,*
161
過剰適応 ……………… *081, 100, 104, 113*
家族 …………… *i, vi, 004, 017〜019, 022, 026*
〜028, 034, 037, 038, 041, 049, 066, 067,
075, 077, 078, 081, 083, 090, 118, 125,
131, 153, 154, 163〜165, 167, 176, 179,
180
家族会 ……………………………… *037, 180*
カタルシス ………………… *102, 119, 141*
学級崩壊 ………………………………… *140*
学校教師 ………………… *v, 033, 140, 141*
仮面うつ病 ……………………………… *007*
過労性のうつ病 ……… *iii, 017, 019, 023, 096*
革細工活動（療法） …………………… *100*
看護師 ……*064, 067, 075, 079, 082, 083, 110,*
113, 126, 128, 130, 170
感情表出 …………………………… *123, 153*
完璧さ ……………………………………… *027*
管理栄養士 ……………………………… *067*
管理職 ………………………… *029, 032, 127*
菊練り ……………………………………… *118*
季節性感情障害 ………………………… *015*
几帳面 ………………… *027, 054, 109, 135, 161*
気分循環性障害 ………………………… *013*
気分（感情）の障害 …………………… *002*
気分変調 …………………………… *012, 027*
気分変調性障害 …………………… *012, 013*
救急型 ……………………………………… *064*
急速交代型気分障害 …………………… *015*
共応検査 …………………………… *132, 134*
共感 ………………… *075, 101, 103, 149, 179*
共同作業 …………………………… *101, 103*
共有体験 …………………………… *131, 157*

緊張 …*017, 026, 053, 113, 119, 135, 138, 143,*
146, 158, 179
勤労者 …… *i, 004, 020, 030, 032, 037, 126, 139*
QOL ……………………………… *041, 042*
組立作業 ………………………………… *135*
クリニカルパス… *iv, 049, 073〜075, 077,*
078, 080, 094
クレーマー ………………………… *114, 144*
訓練 ……………………………… *v, 021,*
047, 056, 057, 070, 071, 077, 083, 095,
098〜101, 103〜105, 109, 112, 115〜
118, 123, 125, 129, 135, 144
経済不況 ………………………………… *029*
軽症うつ病エピソード ………………… *010*
傾聴 …………………………… *075, 088, 089*
外科型 …………………………………… *064*
結婚 …………………………… *iii, 027, 028, 036*
現代型うつ病 ……… *iii, 022, 023, 124, 125*
現代的うつ病 …………………………… *022*
攻撃 …*022, 025, 036, 059, 072, 078, 084, 085,*
087, 088, 089, 100, 104, 111, 112, 114,
121, 122, 135, 151, 158, 161, 165
攻撃性 ……*072, 078, 087, 100, 104, 111, 112,*
114, 121, 122, 135, 158, 165
更年期 …………………………… *007, 036*
公務員 …… *v, 033, 127, 140, 143〜145, 147*
高齢者 ………………… *v, 033, 116, 120, 154*
個人作業 …………………………… *101, 116*
子育て ……………………… *028, 152〜154*
孤独 …………………… *034, 085, 106, 154, 156, 172*
コミュニケーション …*056, 057, 068, 069,*
076, 080, 095, 106, 107, 109, 117, 119,
122, 123, 141, 142, 144〜149, 158, 159
コミュニティ …………………… *030, 032, 090*
孤立 ……………… *107, 152, 154, 155, 180*

186

昏迷 ··· 005

●さ●

罪業妄想 ··· 004
在宅療養 ······························ vi, 179, 180
再発防止 ··························· 095, 101, 126
作業遂行機能 ···································· 132
作業ペース ······················ 109, 117, 120
作業療法…i, ii, iv, v, vi, 001, 018, 022, 038〜
　051, 053, 054, 056〜060, 063, 064, 066,
　069〜072, 074〜076, 078〜081, 083,
　084, 088〜090, 092〜097, 100, 101, 103
　〜105, 109, 111〜117, 119〜121, 125,
　126, 128, 130〜132, 134, 135, 138〜140,
　142, 144〜147, 149, 152, 154, 156, 157,
　159, 161, 172, 173, 175〜177, 179〜184
作業療法五カ年戦略 ························· 181
サポート…034, 035, 047, 072, 082, 103, 120,
　131, 132, 143, 180
サポート・グループ ························· 180
サラリーマン ···································· 029
参加型 ·· 064
産業構造 ··· 139
産業保健スタッフ ····························· 055
三者関係 ··· 036
支援型 ·· 064
自己愛 ················· i, ii, iii, 022, 099, 124, 125
自己愛傾向 ················· ii, iii, 022, 099, 124, 125
思考障害 ············· iii, 002, 003, 004, 139, 173
思考制止 ··· 003
事故形成 ··· 165
自己主張 ····························· 019, 130, 158
仕事 ··········· 004, 005, 017〜021, 025, 028〜035,
　037, 038, 040, 055〜057, 060, 070, 076,
　110, 124, 129, 132, 134, 138〜143, 145,
　149, 150〜152, 154, 162, 163, 180, 182
自己評価…004, 009, 021, 053, 057, 059, 071,
　107, 124, 156
自己表現 ······························ 115, 119
自殺 … i, vi, 004, 005, 009, 014, 019, 040, 047,
　107, 135, 161〜165, 167〜172
自殺者　i, vi, 040, 162, 164, 165, 167〜170
自殺念慮 ······························ 014, 107, 163
自殺防止 ······························ vi, 162, 170
自殺未遂 ······························ 163, 164
自殺予防 ······························ i, 161
支持的作業療法 ····························· 094
自傷行為 ··· 157
自信付け…096, 106, 108, 117, 118, 143, 144,
　152
自信養成 ···················· 094, 159, 183, 184
システムエンジニア ·········· v, 109, 148, 150
シゾイドうつ病 ······························ iii, 020
自宅治療 ··· 103
自宅療養 ···················· 017, 018, 106, 180
失業 ·································· 162〜164, 167
失敗　004, 021, 025, 030, 055, 115〜117, 121,
　127, 132, 143〜145, 149, 151, 162
疾病の負担 ··· 040
社会適応性 ··· 092
社会的入院患者 ······························ 181, 183
社会復帰 ···················· 023, 024, 060, 067
集結期 ···················· v, 058, 060, 112, 113
重症うつ病エピソード ························· 010
焦燥 …002, 005, 008, 010, 014, 015, 019, 025,
　076, 104, 141, 164
集団 ····· i, ii, vi, 046, 047, 048, 052, 053, 069,
　071, 072, 088, 090, 092, 095, 096, 100,
　101, 103, 104, 107, 109〜113, 115, 116,
　119〜122, 124, 125, 138, 143, 172, 181

索引　187

集団所属体験	120
集団精神療法	047, 102
集団体験	154
集団適応力	072, 092, 117
集中力	009, 014, 025〜027, 030, 056, 071, 098, 107, 113, 118, 120, 121, 131, 139, 164, 173
手工芸活動（療法）	101, 120
出産	028, 034, 035, 152
出世	029, 031
主婦	v, 028, 034, 035, 060, 103, 108, 151〜154
趣味	032, 036〜038, 154, 155
障害調整生存年数	040
昇格	028, 148
上司	020, 023, 028, 029, 031, 055, 077, 107, 109, 129, 137, 144, 145, 147, 150
昇進	iii, 020, 028, 029, 109, 144, 147
情緒	019, 055, 071, 090, 102, 116, 117, 119, 120, 153
情動	008, 010, 071, 075, 101, 102, 141, 152
衝動性	072, 114, 122
職業	v, 010, 041, 054, 055, 069, 132, 134, 139, 140, 143, 167, 182
自己表現	119
初老期のうつ病	iii, 019, 099
進学	iii, 026, 141, 156, 158, 162
心気妄想	004
神経症性うつ病	008, 022
人事異動	031
身体性症状	iii, 002, 005〜007, 010
心理教育	049, 067, 128, 129
睡眠障害	005, 006, 009
睡眠不足	035
スケジュール	055, 075, 116, 117, 127, 128
スタンピング	120, 121
頭痛	006, 017, 020, 026, 027, 109, 110, 149
ストレスケア病棟	005, 018, 045, 046, 063, 115, 126, 170
ストレス状況	112
ストレス症状	028
ストレス負荷	112
ストレス要因	026, 041, 054, 055, 070, 112, 144
ストレッチリーダー	112
スポーツ	059, 060, 081, 096, 098〜100, 106, 111, 112, 115, 121, 123, 131, 141, 156, 173
性格	008, 018〜022, 026, 027, 029〜031, 041, 053, 054, 095, 099, 109, 127, 132, 144, 150, 161
生活ストレス	041, 042, 055
生活の質	041
生活モデル	070, 181
生活様式	032
生活リズム	074, 076, 080, 094, 095, 109, 126, 131, 138, 144, 155
正規雇用	031
成功体験	060, 100, 117, 118, 120, 123, 129, 144
精神運動制止	004, 005, 010, 015
精神保健福祉士	065, 067, 075, 077, 078, 082, 083, 125, 126, 128, 130, 153
精神療法	i, 018, 047, 053, 083, 094, 124
静養	075, 076, 094, 183, 184
世界保健機関	040
責任感	019, 030, 140, 142
セミクローズドグループ	127
セルフヘルプ・サポート	180
前頭葉機能検査法	133
双極Ｉ型障害	012, 013

双極Ⅱ型障害 ……………………… 013
総合ミーティング ……………… 128, 131
躁状態 …………… 002, 003, 005, 015, 107
早朝覚醒 ……………………… 006, 015

● た ●

退院準備期 …… 075, 076, 082, 095, 096, 103, 104, 113
大うつ病エピソード ………… 013〜015
退学 ……………………………… iii, 026
退行 …………… 007, 101, 111, 113, 118
第三次産業 ……………………………… 139
退職 …………… 019, 020, 031, 032, 036, 152
対人技能 …………… 117, 118, 121, 144
対人スキル訓練 ………………… 128, 129
達成感 …………… 031, 059, 107, 117, 120
チームアプローチ ……………… 048, 064
チーム医療 … iv, 063〜066, 068, 074, 092, 105
チームミーティング ………………… 111
知的作業能力 …………………… 100, 103
知的防衛 …………… 097, 100, 114, 149
知能指数 ……………… vi, 021, 114, 173
中学校教員 ……………………………… 107
中集団療法 ……………………… 124, 125
中等症うつ病エピソード ……………… 010
治癒像の視覚化 …………… 104, 112, 180
調理 …………… 103, 115, 116, 152, 153, 156, 173
直面化 …………… 073, 099, 114, 125, 157
治療 …………… i, ii, iv, v, vi, 005, 006, 015, 017, 018, 020〜023, 026, 027, 037, 039, 040, 041, 045, 047, 048, 050〜053, 056〜061, 063, 064, 066〜068, 070, 071, 073〜081, 083〜085, 087, 088, 093〜101, 103〜106, 112, 113, 115〜118, 120〜126, 128, 135, 137, 139, 141, 147, 152, 161〜163, 165, 170, 175〜181, 183
治療期 … iv, vi, 052, 057, 067, 075, 076, 080, 081, 088, 176, 177
治療契約 …………… 076, 089, 095, 123, 137
治療枠 …………………… 076, 078, 080
妻 …………… iv, 028, 033, 034, 035, 037, 038, 154
DSM-IV …………… 006, 007, 012, 013, 015, 016
定型的症状 ……………………… 009, 010
定年 …………… iii, 031〜033, 096, 154
適応 …………………………………… iii, vi, 008, 021, 023, 025, 031, 042, 047, 051, 059, 069, 071, 072, 074, 075, 077, 078, 080, 090, 092, 094, 100, 104, 107, 109, 113〜118, 120, 121, 123, 125, 126, 128, 129, 132, 140, 149, 151, 176, 177, 181〜184
適応障害 ……………………… iii, 008, 024
転職 …………… iii, 021, 031, 032, 144
陶芸活動（療法） … 053, 098, 099, 106, 107, 117
導入期 … v, 052, 058, 059, 097, 098, 100, 101, 104, 105, 111, 112, 147, 158, 173, 178
導入面接 … 074, 094, 098, 108, 110, 111, 127, 128, 142, 145, 147, 151, 153
逃避型うつ病 …………………… 022, 124
独立 …………………… 035〜037, 155, 162
独居 ……………………………… 154, 155
友達 …………………………… 023, 033, 158

● な ●

内因性うつ病 …………… 006, 008, 014
内省 …………… ii, 090, 102, 119, 124, 127, 135
内省力 …………………………… 120, 135
仲間 …………… vi, 029, 031, 041, 131, 157, 180

索引　189

ナラティブ	182
日内変動	005, 023
入院	i, vi, 018, 028, 037, 046, 047, 058, 063, 074〜078, 084, 088, 090, 092, 094, 101, 103, 106〜110, 112, 125, 126, 129〜131, 137, 138, 141, 142, 145, 147, 151〜153, 155, 163, 170, 180, 181, 183, 184
入院患者	i, 037, 107, 110, 125, 170, 181, 183
人間関係	020, 027, 054, 055, 060, 105
妊娠	iii, 034
認知機能	103, 132, 138, 139, 177, 184
認知症性のうつ病	iii, 020
ノルマ	146, 147

●は●

パーソナルパス	iv, 078, 080
パーソナルパスシート	078〜080
配置転換	028, 109, 143, 144
バウムテスト	132, 135
発達障害	iii, 021, 022, 025
ハミルトン症状評価尺度	105
反抗期	035, 036
判断力	003, 020, 026, 027, 030, 056, 071, 107, 139, 164
反応性うつ病	008
反復性うつ病性障害	009, 010, 012
引きこもり	156
非協調性	104
被雇用者	167, 168
微小念慮	003, 004
非正規雇用	031
非メランコリー親和型うつ病	v, 093, 096, 097, 124, 125
評価	v, 003, 004, 009, 021, 029, 037, 047, 053, 057, 059, 060, 065, 070〜076, 092, 094〜096, 099, 101, 105〜107, 109, 111, 113〜121, 123, 128, 132〜134, 141, 148, 149, 151, 152, 171, 181
病前性格	144, 177
疲労	009, 014, 017, 019, 023, 030, 032, 055, 072, 075, 079, 094, 095, 098, 120, 121, 123, 143, 147〜151, 155
貧困妄想	004
不安	vi, 002, 005, 008, 019, 022, 024, 030, 033, 034, 041, 046, 048, 058, 075, 076, 099, 105〜107, 110〜113, 116, 121, 126, 129, 132, 138, 141, 144, 153, 154, 156, 170, 172, 179
フィードバック	059, 060, 073, 075, 080, 092, 095, 105, 109, 113, 117, 124, 128, 129, 132, 134, 135, 138, 141〜144, 149, 152, 156, 157, 159
夫婦	iv, 032, 034, 035, 036, 037, 151, 154, 162, 180
夫婦関係	iv, 032, 036, 037, 154, 162, 180
部下	029, 030, 109, 144, 147
復職支援	v, 048, 049, 093, 125〜127, 130〜132, 135
復職支援プログラム	049, 093, 125〜128, 130〜132, 135
父性	090
不適応行動	129, 132
不適応要因	106, 126
不登校	156, 158, 159
不満	vi, 028, 031, 033, 113, 172
不眠	006, 014, 026, 108, 141, 142, 147
プライド	031, 033, 095, 097, 149
プレデイケアシステム	077
母性	034, 090

ボディーイメージ ……………… 123
ボディーバランス ……………… 123

●ま●

マリッジブルー ………………… 027
無職 ……………………………… 167
メランコリー型の特徴 ……… 006, 014
メランコリー親和型（うつ病）…… iii, v, 003, 017, 019, 022, 054, 093, 094, 096, 108, 124, 125, 135, 152
メランコリー親和型性格 ……… 019, 054
メンタルヘルス … i, iv, 049, 050, 054, 055
模擬通勤 ………………………… 130
木工活動（療法）………………… 100
モンスターペアレント ………… 140

●や●

薬剤師 …………………… 065, 067, 083
友人 ………… 019, 027, 037, 067, 092, 158
友人関係 ………………………… 027

余暇活動 ………………………… 055
抑うつ感情 ………………… iii, 002
抑うつ気質 ……………………… 019
抑うつ気分 …… 002, 005, 009, 014, 021, 023, 142

●ら●

ライフイベント …………… iii, 026, 045
ラポール ………………………… 097
離婚 ……………………… 032, 033, 163
リスク管理 ……………… 157, 173
リストラ ………………… 031, 147, 162
療養期 …………………… 075, 080, 088
料理活動（療法）………………… 103, 115
臨床心理士 …… 065, 067, 075, 076, 078, 081, 083, 109, 124〜126, 128, 130, 147, 157
老化 ……………………… 020, 033

●わ●

ワークライフバランス …………… 041

索　引　191

■編者紹介

徳永雄一郎（とくなが ゆういちろう）

医療法人新光会理事長，兼，不知火病院院長
福岡大学医学部臨床教授
1948年5月：福岡県大牟田市生まれ
1968年：福岡県立明善高等学校卒
1976年：昭和大学医学部卒
1982年：福岡大学大学院医学専攻科（精神分析学）卒業
1982年：福岡大学医学部講師
1986年：不知火病院院長
1989年：日本で初めて勤労者を対象にしたうつ病専門治療病棟
　　　　「ストレスケアセンター・海の病棟」を開設
　　　　（同センター：福岡県建築文化大賞，日本病院建築賞受賞）
1991年：中華民国との間で，患者さんの国際交流を開始
1996年：阪神大震災の救援活動に対して菅直人厚生大臣より表彰状
　　　　（発生直後より延120日間に渡ってスタッフ38名を派遣）
1999年：英国で開催された「第1回職場のいじめ国際シンポジウム」に唯一
　　　　の日本人として参加，講演。
1999年：西日本新聞に「ストレス病棟日記」を6カ月間連載
2000年：日本ストレスケア病棟研究会発足 同研究会会長
2004年：厚生労働科学研究「精神科病棟における患者像と医療内容に関す
　　　　る研究」分担研究者として，ストレスケア病棟を担当
2005年：大阪商工会議所メンタルヘルス・マネジメント検定委員会委員
2008年：中国上海市で現地邦人を対象にした診察を開始（指定日）

著書：『ストレスとうつ』西日本新聞社，2005
　　　『カウンセリングナース―新たな看護手法を求めて』昭和堂，2005
　　　『拒絶欺圧-其圧現象及其心理分析』四川人民出版社，2005
　　　（『スピッティング！職場のいじめ』中国語版）
　　　『働きすぎのあなたへ』海鳥社，2002
　　　『改訂版 ストレス専門医の処方せん』（共著）昭和堂，2008
　　　『スピッティング！職場のいじめ』（共著）NHK出版，1998

早坂友成(はやさか ともなり)
 博士(保健医療学),作業療法士
 1999年 医療法人昨雲会 飯塚病院
 2002年 医療法人宇都宮 新直井病院
 2005年 国際医療福祉大学 助手(福岡リハビリテーション学部)
     医療法人新光会 不知火病院(現在に至る)
 2006年 国際医療福祉大学 助教(福岡リハビリテーション学部)
 2009年 大阪保健医療大学 講師(保健医療学部)
     阪尾なんばメンタルクリニック

 主要研究領域は,うつ病患者の職場適応能力に関する研究と統合失調症患者の視覚認知機能の検証で,日本うつ病学会,日本精神障害者リハビリテーション学会,日本臨床神経生理学会などに所属している。臨床では,うつ病患者の職場復帰支援などを行っている。

稲富宏之(いなどみ ひろゆき)
 博士(医学),作業療法士
 1992年 医療法人社団相和会 中村病院
 1997年 長崎大学医療技術短期大学部 作業療法学科 助手
 2001年 長崎大学医学部保健学科 作業療法学専攻 助手
 2006年 長崎大学大学院医歯薬学総合研究科 保健学専攻 助手
 2008年 兵庫医療大学リハビリテーション学部 准教授

 紙と鉛筆や物差しなどの身近な道具を用いた精神機能評価の確立を目指している。その評価法を精神科リハビリテーションに応用して,統合失調症やうつ病のある対象者の回復プロセスを支援する研究に取り組んでいる。

■執筆者紹介
 龍　亨　　不知火病院　作業療法士
 山本久美子　不知火病院　作業療法士
 德永直也　不知火病院　作業療法士
 西林淑子　不知火病院　音楽療法士

うつ病治療の最新リハビリテーション──作業療法の効果

2010 年 7 月 30 日　初版第 1 刷発行

編者　徳永雄一郎・早坂友成・稲富宏之
発行者　齊藤万壽子
〒606-8224 京都市左京区北白川京大農学部前
発行所　株式会社　昭和堂
振込口座　01060-5-9347
TEL(075)706-8818／FAX(075)706-8878
ホームページ　http://www.kyoto-gakujutsu.co.jp/showado/

©徳永雄一郎・早坂友成・稲富宏之ほか 2010　印刷　亜細亜印刷
ISBN 978-4-8122-1038-3
＊落丁本・乱丁本はお取り替え致します。
Printed in Japan